産業・組織 改訂版
カウンセリング
実践の手引き

基礎から応用への全 **8** 章

三浦由美子・磯崎富士雄・斎藤壮士 著

JN123819

遠見書房

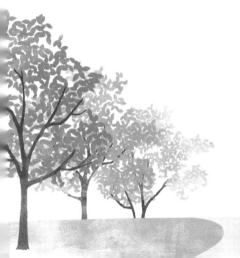
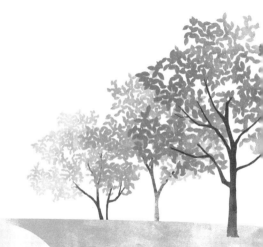

はじめに

　産業領域において，労働者の心の健康問題は重要な課題となっています。心のケアの専門家として，カウンセラーを導入している企業・組織も増えてきています。また，EAP（Employee Assistance Program）のように従業員の支援を専門とした機関で働くカウンセラーも多く，産業領域においてカウンセラーの職域は拡大しつつあります。

　産業領域におけるカウンセラーは，労働者個人の支援にとどまらず，「組織の理念追求」「生産性向上」という側面から企業・組織に対する支援を行うことも必要であると考えます。そのような支援を行うためには，カウンセラーとしての専門的なスキルに加え，企業・組織において頼りになる専門家であり，チームの一員として認められるための能力が求められます。

　産業領域で働くカウンセラーは多用な知識やスキルを修得しなければなりません。カウンセラーとして働いている人は，公認心理師，臨床心理士，産業カウンセラー，精神保健福祉士，保健師や看護師などさまざまな資格を取得していますが，個々の資格によって育成のプログラムが異なります。しかし，産業領域に特化した育成プログラムはまだ少ないため，現場で必要な知識やスキルは，試行錯誤しつつ各自が身に付けてきたことが多いと思います。この本では，これらの資格を有して，心理援助の仕事をしている方々を総じてカウンセラーと呼んでいます。

　産業領域で働くカウンセラーは一人職場であることが多く，各自が身に付けたノウハウの多くは，情報保護の観点から，企業・組織の枠組みを超えて共有されることが少ないのが現状です。

　この本は，公的機関，企業内のカウンセリングルーム，EAP など産業領域で実際に働いている3人のカウンセラーがそれぞれの経験から獲得した知識やノウハウを提供しています。産業領域で働くカウンセラーの皆さまが活躍されるための一助となり，カウンセラーの職域がさらに広がれば幸いです。

目　次

第5章

従業員の職場復帰支援‥‥‥‥‥‥‥‥‥‥‥‥‥‥‥‥　90

第6章

研修を依頼されたら‥‥‥‥‥‥‥‥‥‥‥‥‥‥‥‥‥113

第7章

キャリア発達支援‥‥‥‥‥‥‥‥‥‥‥‥‥‥‥‥‥‥135

［改訂版］
産業・組織カウンセリング
実践の手引き

産業領域における心理臨床活動

I　産業領域における心理臨床活動とは

　産業領域における心理臨床活動とはどのようなものを言うのでしょうか。ここでは「働く人々の心の健康と生き方・働き方を統合的に支援し，人々が心身ともに健康に生き，持てる能力を開発し，それらを最大限に活かすことを通して，成長・発達し，質の高い人生を送ることができるような支援を行うための臨床活動」（宮城，2008）と定義してみたいと思います。

　また，産業領域における心理臨床活動は，企業・組織，あるいは公共機関など，人々が働く職場をその活動の場としています。このため，産業領域におけるカウンセラーの活動は，一般的な相談室におけるカウンセラーとは異なる，いくつかのユニークな側面を持っています。

　読者のみなさんの中には職場の相談室で働く方もいれば，EAP 機関に属する方もいるでしょう。職場内相談室のカウンセラーであっても，健康管理部門に属するのか，人事部門に属するのかによって，その位置づけが異なります。また，EAP 機関に属するカウンセラーの場合でも，企業・組織との契約の仕方によって，大きく活動内容が違ってくるでしょう。しかし，産業領域では，どんな職場であっても，カウンセラーにとっておおむね以下のような特徴を持っています。

1．複数の利害の存在

　産業領域の相談においては，常にクライエントの利益だけを考えて行うわけにはいきません。たとえば，メンタルヘルス不調者が休職から復職する際に組織的対応が求められる場合，企業・組織の利益も考えた対応が求められます。その際，クライエントと企業・組織の利害が対立することも珍しくありません。特に後述するマネジメントコンサルテーションを行う場合には，企業・組織の利益を最優先して対応する必要も出てくるでしょう。

とはいえ，カウンセラーは，クライエント本人からの相談対応が活動の基本です。これについては，第2章を参照してください。

2．多職種との連携

　産業領域での相談対応においては，産業医，保健師などの他の産業保健スタッフや，上司である管理監督者，人事労務担当者など，他職種と連携をとり，クライエントに関する情報の共有が必要になることがあります。さらにクライエントが職場不適応を起こしている場合，事前に本人の了解をとった上で，上司である管理監督者や人事労務担当者などに対して，そのクライエントの情報を提供し，職場環境改善を促す場合もあります。

　また，特に休職・復職時など，クライエントが通院している主治医との連携が必要になる場合があります。さらにクライエントが通院に同意しない場合や，休職期限ぎりぎりで慎重な対応が必要な場合，そして，自殺のリスクがある場合などは，クライエントの家族との連携が必要になることもあります。カウンセラーはこうした連携が必要な場面において，コーディネーター役として積極的な働きが望まれます。職場復帰支援は第5章で解説します。

3．職場適応の支援

　問題を抱える本人への相談対応だけではなく，その上司に対するコンサルテーションを行うこともあります。上司がその部下に対し，適切な対応がとれるようにその上司に対する支援を行います。これがマネジメントコンサルテーションです。このマネジメントコンサルテーションについては第3章で詳しく解説します。

　産業領域における心理臨床活動では，医療領域と異なり，治療や行動変容を促すことを目的とはしていません。このため，クライエントとの関わりは通常のカウンセリングに比べ，問題解決，主に職場適応に焦点を当てたものが中心となります。

　また，職場での問題が長引くことでクライエントに不利な状況が生じないように，比較的短期的な相談になることも特徴の一つです。特にEAPでは企業・組織との契約の仕方によって，相談できる期間や回数が限られていることが少なくありません。医療機関ではないため，より専門的な治療的介入が必要な場合，外部の医療機関やカウンセリング機関への紹介を行うこともあ

ります。外部機関への紹介については第2章で解説します。

　4．多角的な活動

　活動は心理援助に留まらず，メンタルヘルス研修などの予防・啓発活動を行うこともあります。一般の社員にはセルフケア，管理監督者にはラインケアに関する研修を行います。研修については第6章で解説します。

　また，相談室の存在を周知させるために，広報誌やメールマガジンの発行など広報活動が必要なこともあります。職場で自殺者が出た場合には，その職場に対し，ポストベンションなどの危機介入的な対応を行うこともあります。その他，職場の安全衛生委員会などに出席し，職場環境改善のための提案を行うこともあります。

　以上のように，産業領域における心理臨床活動は，職場という一つのコミュニティを対象にして，心理援助だけではなく，予防・啓発活動も重視すること，連携やコンサルテーションを行うこと，危機介入を行うことなどから，従来の心理臨床活動が依拠している治療モデルよりも，コミュニティ・モデルに近いものと言えるでしょう。自殺のポストベンションについては第8章の事例10を参照してください。

Ⅱ　産業領域におけるカウンセラーの役割——必要な3つの能力

　前節で産業領域における心理臨床の特徴について述べましたが，第Ⅱ節では産業領域で働くカウンセラーに求められる役割や能力について解説します。

　産業医や保健師と異なり，日本の産業領域ではカウンセラーの役割はまだ明確には決められていません。厚生労働省の『労働者の心の健康の保持増進のための指針』（メンタルヘルス指針）によると，カウンセラーは心の健康づくり専門スタッフに位置付けられています。この心の健康づくり専門スタッフの役割は「他の事業場内産業保健スタッフと協力しながら，職場環境等の評価と改善，教育研修，相談等に当たる」と記されています。ちなみに他の事業場内産業保健スタッフとは，産業医，保健師，衛生管理者，人事労務担当者などを意味します。

　さて，上記の役割を果たし，事業場における心の健康づくりを推進するためには，どのような能力が必要とされるのでしょうか。ここでは，産業領域で活動する際に必要とされる3つの能力について考えていきたいと思います。

1. 専門性

　企業・組織内の相談室やEAPなど，どのような立場にあっても心理の専門職である限り，心理学の専門知識が求められます。その専門知識を活用して，個人だけでなく，企業・組織の全体を見立て，問題解決に努めます。

①個人の見立て

　問題を抱えている社員に生じている心理的，身体的な症状や社会的な機能レベルをアセスメントします。社員の適応を妨げている要因は，うつ病などの精神疾患だけでなく，心理的な発達レベル（発達障害）や性格傾向（パーソナリティ障害）が関係していることがあります。また，キャリア発達の問題によっても不適応が生じることがあります。キャリア発達支援では，キャリア発達ならではのアセスメントとアプローチが求められます。

　個人の見立てについては第2章で，発達障害やパーソナリティ障害の対応については，第8章事例編を参考にしてください。キャリア発達については，第7章と第8章事例編を参考にしてください。

②企業・組織の見立て

　家庭の問題が子どもの問題として出現することがあるように，時に従業員の問題は所属している部署などの職場の問題から大きな影響を受けていることがあります。この場合は個人への対応にとどまらず，職場にも介入する必要が生じます。

　また，職場の風土や上司のマネジメントも大きく影響します。特定の部署からだけ不調者が続出するような事態がありますが，企業・組織の見立てにはストレスチェックなどの組織分析のデータを解読する能力も必要となります。ストレスチェック制度の法制化によって，そのデータを分析し，企業・組織に伝え，改善を提案することの重要性が高まっています。ストレスチェックを含め，企業・組織の見立て，組織介入については，第4章で解説します。

2. 説明性

　すでに述べたように，産業領域においては，産業医や保健師などの産業保

健スタッフだけでなく，人事労務担当者や管理監督者といった人々と協働し，チームを組んで行う機会が少なくありません。さまざまな職層，職能を持った人々とチームを組んで進める上で，クライエントや組織に関する心理学の専門知識をわかりやすい言葉で伝え，理解と協力を得なければなりません。

　守秘義務に配慮しつつ，相談者の状態を管理監督者や人事労務担当者に伝えることで，クライエントが適応するための環境整備のみならず，組織全体の環境改善の気づきを促進することもあります。また，産業領域では研修を通してストレスマネジメントやラインによるケアの重要性を説くといった予防・啓発活動も求められます。研修でもわかりやすい言葉で説明することが求められます。クライエントの守秘義務については第2章第Ⅳ節で，人事・管理監督者相談における守秘義務と情報開示について第3章のコラムで，研修については第6章で解説します。

3．社会性

　カウンセラーが専門性や説明性を十分に発揮するためには，まず組織・企業のチームの一員として認められ，受け入れられていることが前提となります。カウンセラーである以前に，社会人としての常識やマナーを身に着け，普段の行動を通して信頼されるようになりましょう。そのためには，ビジネスマナーをはじめ，労働法などの基礎的な知識，活動に携わる企業・組織の就業規則や組織のルールなどを把握しておくことが重要です。産業領域で働く際に知っておきたい法律や基本的な知識については第2章のコラムで解説します。

Ⅲ　メンタルヘルス対策の基礎知識

　ここでは，後の章でも重要なキーワードになるメンタルヘルス対策の基礎知識をご紹介します。これらの基礎知識は，厚生労働省の『労働者の心の健康の保持増進のための指針』にも頻出する語句ですので，きちんと理解しておくことが必要です。

　『労働者の心の健康の保持増進のための指針』は，労働安全衛生法第70条の2第1項に基づいて公表された指針で，事業者に求められるメンタルヘルスケアが，適切に，かつ有効に実施されるように，実施方法の原則についてま

とめられています。指針では，事業者が衛生委員会で審議審査を行い，「心の健康づくり計画」を策定すること，実施に当たっては後述する「4つのケア」を効果的，継続的に進めること，具体的な進め方としては教育研修・情報提供，職場環境等の把握と改善，メンタルヘルス不調への気づきと対応，休業者の職場復帰支援等が円滑に行われるようにすることが明記されています。

1．安全配慮義務

　職場のメンタルヘルスで最も重要なキーワードがこの安全配慮義務です。本来，危険作業や有害物質を取り扱う際に問題となるものでしたが，事業主は労働者の精神衛生面にも安全を配慮すべきであると考えられるようになりました。その契機となったのが1991年に起きた電通事件です。なお，安全配慮義務は労働安全衛生法には記載がなく，2008年に施行された労働契約法で初めて明文化されるようになりました。実際には事業主に代わって管理職がその義務を負うことになります。

2．一次予防，二次予防，三次予防（図1）

　一次予防，二次予防，三次予防は本来予防医学の概念ですが，職場のメンタルヘルスケアでも同様に用いられています。職場のメンタルヘルス対策における一次予防とは，メンタルヘルス不調者を出さない職場環境作りをすること，すなわち，ストレス要因を除去すること，メンタルヘルスに関する予防・啓発活動を指します。労働安全衛生法で規定されたストレスチェックはこの一次予防に当たります。

　二次予防は相談体制の整備や不調者の早期発見・早期対応を行うことが挙げられます。

　三次予防とは職場復帰支援で，メンタルヘルス不調により休職となった労働者の復職を支援したり，再発予防を行ったりすることを指します。

　ストレスチェックについては第4章，職場復帰支援については第5章で解説します。

3．4つのケア（図2）

　『労働者の心の健康の保持増進のための指針』では，4つのメンタルヘルスケアが継続的かつ効果的に行われることが必要だとしています。

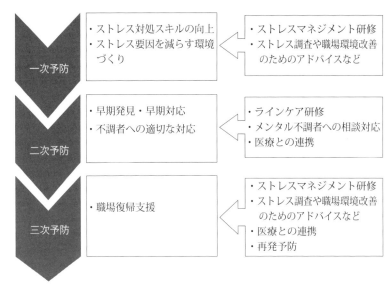

図1　一次予防，二次予防，三次予防

　この4つのケアとは，セルフケア（労働者がストレスへの理解を深めたり，自らストレス対処を行うこと），ラインによるケア（管理監督者が部下への相談対応を行ったり，職場環境の把握や改善を行うこと），事業場内産業保健スタッフ等によるケア（産業医，保健師，カウンセラーなど社内の専門家による相談対応，助言・指導など），事業場外資源によるケア（外部の医療機関やEAPなどの専門家の活用）です。この4つのうち，日々労働者と接する管理監督者のラインによるケアが最も重要なものと位置づけられています。ラインによるケアを支援するのがマネジメントコンサルテーションです。マネジメントコンサルテーションについては，第3章で解説します。

文　　　献
磯崎富士雄・三浦由美子・斎藤壮士（2012）『産業領域で働く臨床心理士のために―入門編』東京臨床心理士会刊行
宮城まり子（2008）『産業臨床における課題とその支援―働く人々のメンタルヘルスとキャリアの両面から』立正大学心理臨床センター第9回心理臨床セミナー
厚生労働省（2020）『労働者の心の健康の保持増進のための指針』（https://www.mhlw.go.jp/content/000560416.pdf）

```
┌─────────────────────────────┐
│       心の健康づくり計画の策定        │
└─────────────────────────────┘
              ↓
```

┌─────────────────┐
│   ４つのケア   │
└─────────────────┘

┌─ セルフケア ──────────────────────────────┐
事業者は労働者に対して，次に示すセルフケアが行えるように支援すること
が重要です。
また，管理監督者にとってもセルフケアは重要であり，事業者はセルフケア
の対象として管理監督者も含めましょう。
・ストレスやメンタルヘルスに対する正しい理解
・ストレスへの気づき
・ストレスへの対処
└───────────────────────────────────┘

┌─ ラインによるケア ──────────────────────────┐
・職場環境等の把握と改善
・労働者からの相談対応
・職場復帰における支援，など
└───────────────────────────────────┘

┌─ 事業場内産業保健スタッフ等によるケア ────────────────┐
事業場内産業保健スタッフ等は，セルフケアおよびラインによるケアが効果
的に実施されるよう，労働者及び管理監督者に対する支援を行うとともに，
次に示す心の健康づくり計画の実施に当たり，中心的な役割を担うことにな
ります。
・具体的なメンタルヘルスケアの実施に関する企画立案
・個人の健康情報の取扱い
・事業場外資源とのネットワークの形成やその窓口
・職場復帰における支援，など
└───────────────────────────────────┘

┌─ 事業場外資源によるケア ─────────────────────┐
・情報提供や助言を受けるなど，サービスの向上
・ネットワークの形成
・職場復帰における支援，など
└───────────────────────────────────┘

図2　４つのケア（磯崎・三浦・斎藤，2012）

第2章

従業員から相談を受けたら

I　面接の構造

　カウンセラーは"カウンセリングはこのようにあるべき"というイメージを持っているかもしれません。しかし，産業臨床の現場では，職場の条件に合わせて面接の構造や面接室を設定していくことになります。職場によっては，しっかりとした面接室がないかもしれません。定期的なカウンセリングができない場合もあります。まずは，与えられた条件の中で面接ができる環境を構築し，現場に入りこんでいくことが大切です。ここでは，相談活動を取り巻く構造に関して説明します。

1．予約に至るまで

　予約に至るプロセスには予約手段（表1）と予約経路（表2）という2つの側面があります。

2．環境

・面接室の場所

　カウンセラーとクライエントが2人で話せる空間を作ることができればカウンセリングは可能です。しかし，非常にプライベートな話をするため，相談内容が他の人に分からない程度の環境は必要です。

・部屋のレイアウト（広さ・椅子・机）

　部屋の広さに関しては閉塞感のない程度あればよく，椅子・机・装飾に関しても華美な物である必要はありません。4～5人が囲める程度の机があり，予備の椅子を4脚程度は用意をしておくと，関係者を含めた面談などにもスムーズに対応することができます。

　部屋には，時計，カレンダー，ティッシュの用意があるとよいでしょう。時計はカウンセラーが自然に見える位置に置いておけば，時間の管理が容易

表1　予約手段とその特徴

予約手段	アクセスのしやすさ	情報量や質	備考
メール	しやすい	少なくなりがち。一方的な情報	メールを書く文章のスキルを評価できる
電話	しやすい	多い，双方向での情報収集が可能	口調などからノンバーバルな情報も得られる。ある程度のアセスメントが可能
直接来室	しにくい	多い，双方向での情報収集が可能	話し方だけでなく外見や振る舞い方などの情報も得られる
社内システム（web予約や社内掲示板など）	しやすい	システムの形式に依存	導入が難しい
産業保健スタッフなどが介在	産業保健スタッフと社員の関係による	介在するスタッフの力に比例する。	介在するスタッフのバイアスのかかった情報になる

表2　予約経路とその特徴

予約経路	クライエントのモチベーション	事前の情報	クライエントの情報の扱い
自発	高い	事前情報がないことが多い	アセスメントによる
職場からの紹介	低い可能性がある	職場で問題が発生している。事前に職場における情報を得られる	職場に情報をフィードバックする必要がある可能性が高い
産業保健スタッフからの紹介	低い可能性がある	職場の情報や医療的な情報を事前に確認できる	集団守秘義務の範囲内で情報共有

になります。カレンダーは次の面談予約や話の時系列を整理するために，カウンセラーにもクライエントにも見えやすい位置が良いでしょう。

3．条件

面接時間，面接回数や期間：産業領域であっても，面接は一定の枠組みをクライエントと契約して行うことは変わりません。しかし，カウンセラーが契約している会社との間で，一定の枠組みがあらかじめ設定されていることがあります。事前の周知や契約時の情報提供が必要です。面接頻度や面接時

間に関しては，クライエントが，職場においてどのような扱いで来室するか
を考慮しましょう。カウンセリング中は労務の提供ができません。危機的な
状況を除き，毎週などの頻回の面接は避ける方が適切です。面接の時間や期
間に関しても，同様の配慮が必要です。

　料金：カウンセリングにおいて，金銭がどのようにやりとりされるかは，
クライエントとの関係やプロセスにさまざまな影響を与えます。クライエン
トは，自分が支払った金銭に見合う成果を得られているか考えます。カウン
セラーは，自分に支払われた金銭に見合う成果を提供するという責任が生ま
れます。職場内の相談室では料金は発生しませんが，産業領域における面接
に対して料金が支払われる形式は，主に3種類が考えられます。

　1）従業員であるクライエントが直接料金をカウンセラーに支払う。

　2）会社がカウンセラーやEAPと契約し，その中に面接業務が含まれる。

　3）会社がカウンセラーやEAPと契約して，1回の面接料金を払う。

　2）と3）のような形式は，カウンセラーとクライエント双方が面接の成
果に対して無自覚になるリスクがあります。会社は利益を追求する組織であ
ることを踏まえ，カウンセラーは「自分の面接に対して誰がいくら支払って
いるのか」という観点を明確に自覚しておきましょう。

　4．面接者側の要因（性別・年齢・服装・立場）

　会社組織は，トップ層－幹部社員－従業員のピラミッド構造となっていま
す。多くの場合，役職が上がることと比例して年齢も上がります。幹部社員
（特に上位）は，年齢の若いカウンセラーに対して信頼感や安心感を持ちにく
いかもしれません。案件に合わせてできるだけ適切なカウンセラーが対応す
るようにしましょう。

　会社には風土があり，性別や服装などに対する暗黙のルールや雰囲気が存
在します。女性よりも男性の方が尊重される傾向があったり，服装に関して
も，職種や会社や事業所ごとに馴染むものは異なります。自分の属性が他者
に与える印象を自覚しながら，カウンセラー側の要因を調整することも大切
です。

　5．相談室の会社における位置づけ

　職場での位置づけは，クライエントの防衛機制や話される話題に影響を及

ぼします。健康管理部門の一部として相談室があれば，医療機関におけるカウンセリングと近い印象を与え，相談内容が秘密にされるという安心感が強くなります。他方で，相談室が人事労務部門の一部に位置付けられる会社もあります。その場合には，クライエントは守秘への心配を強くします。

　カウンセラー・相談室の位置づけに対して，利用者である従業員がどのようなイメージや理解を持っているのか把握しておきましょう。その上で，懸念されやすい事項についてあらかじめ説明しておきましょう。

　6．会社が持つカウンセラーや相談室に対する期待

　会社もカウンセラーを雇いコストを掛ける以上は，成果への期待を持っています。ここでは，会社が持つ3つの期待について説明します。

　1つ目は，役割や業務に関わる期待です。

・カウンセラーには個別の相談対応に特化していてほしい。

・コンサルテーション業務に重点を置き個別対応はなるべく減らしてほしい。

・メンタルヘルス研修を積極的にやってほしい。

・会社の施策への意見がほしい。

　ニーズに沿った役割を果たしていれば，カウンセラーは働きやすくなります。会社側が期待する役割をしっかりと把握し，応えていくことが大切です。

　2つ目は，カウンセラーの持つ情報がほしいという期待です。

・従業員の相談内容を知りたい。

・メンタルヘルス不調者への対応を知りたい。

・ストレスチェック制度に関して教えてほしい。

　適切な情報や知識を提供することができれば，カウンセラーの専門性が認められます。カウンセリングの内容など守秘の問題と関連する情報を求められた場合には注意が必要です。一方的に守秘義務があるから何も伝えられないという姿勢は，関係者の中でカウンセラーを孤立させる恐れがあります。情報を共有できる方法を提案するなど歩み寄る姿勢が大切です。

　3つ目は，カウンセラーの生み出す成果への期待です。

・精神疾患による休職者を減らしてほしい。

・メンタルヘルス研修の効果を示してほしい。

・カウンセリングの効果を示してほしい。

　どのような現場であっても，カウンセラーがどのような成果を生み出して

いるかが問われます。産業領域においては，他の領域以上に，費用対効果など数字として見える成果が求められます。

Ⅱ　個人の見立てと相談対応

1．初回面接

従業員が初めて相談室に訪れたら自己紹介から始め，来談経路・主訴・病歴などの聴取，目的の設定，面談頻度や期間を決める契約を結びます。ここでは産業領域における初回面接で必要とされることを説明していきます。

初回面接時に，カウンセラーの会社における位置づけ，情報の取り扱い，面談回数の制限（あれば）についても伝えましょう。

①初回面接で何をきくか

話の流れの中で必要な情報をきき，クライエントの問題や人格が一つのまとまりをもった仮説的なイメージを頭の中で構築していけるとよいでしょう。ここで出来上がった仮説が一つの「見立て」となります。

来談経路（どのようにして相談室に来ることになったのか）：自発相談であれば，主訴と関連して来談動機があることがほとんどです。しかし，紹介の場合には，誰かに勧められて相談に来ていることになります。クライエントが，来談するにいたった経緯についてどのように感じているのかもきいておくとよいでしょう。

主訴（クライエントは何に困っているのか）：クライエントが困っていることと周囲が困っていることは，必ずしも一致しません。クライエントと周囲，どちらの困り事なのか切り分けてきく必要があります。双方の困り事が関連する部分を意識しておくと，カウンセリングの目的設定に役立つでしょう。

病歴（主訴に関連する症状の始まりと経過）：現在の症状に関わる病歴だけでなく，過去や現在の精神疾患や重大な身体疾患の病歴についてもきいておくとよいでしょう。自殺の可能性が疑われた場合，はっきりと確認し，リスクアセスメントをする必要があります。

仕事や人間関係（どのような仕事をどのような人間関係で行っているか）：どんな仕事をしているのか，忙しさの程度（残業の有無や量），組織の体制，職場の人間関係などについてもきいておきましょう。現在の業務だけでなく，

入社してからどのような業務を経験してきたかをきいておくと，本人の適応する力の度合いをアセスメントできます。

　家族の情報（パートナーの有無や子どもの有無，家族構成など）：本人のサポート環境や現実的な状況を知ることができます。

　アルコール（飲酒の頻度や飲酒量）：会社員は仕事内容によって，飲酒の機会が多く，本人も周囲もアルコールの問題を見過ごしがちです。量・頻度・飲酒上の問題行動の有無について具体的な情報をしっかりと確認しましょう。

②初回面接で決めること

　カウンセラーは，この「見立て」を伝えながら，クライエントと目標設定をしていくことになります。産業領域に限らず組織で行われるカウンセリングの目的には組織の要望にも応える必要があります。「見立て」に基づきながら，クライエントと組織のニーズを踏まえた「現実的に達成可能」であり，「具体的に成果を評価できる」目標を設定するようにしましょう。

　カウンセリングの目標に関してクライエントからの同意が得られれば，構造を決めていきます。決めるべき主なことは，時間・場所・頻度・回数・期間です。職場の状況に則した構造とし，基本的には仕事が優先されるようにしましょう。当然ですが，クライエントが危機的な状態であれば，構造に限定されずクライエントの安全確保を最優先することになります。

③好意的な関係を作る

　初回面接において優先すべき事柄として，「クライエントとの良好な関係の構築」が挙げられます。職場から依頼されるケースには，警戒心を持ちながら来室していることもあります。相手の心情に寄り添いながら好意的な関係を初回面接で構築することが大切です。

　2．「見立て」とその目的

　カウンセラーの見立てとは，クライエントの症状・問題行動やそれに関係しているパーソナリティ傾向・精神的な発達状態などの情報をもとに，そのクライエントの抱えている問題，困難を感じている部分，有効に機能している部分を把握することを指します。産業領域のカウンセラーは見立てを2段階に分けて行います。

　1段階目の見立てにおいては，クライエントのパーソナリティ傾向や精神的な発達傾向に関する「仮説」を構築します。臨床心理学的な知見・精神医

学的な知見も踏まえて，自我水準や本人が抱えやすい葛藤を含めた一つのクライエント像を作っていきます。

　２段階目は，１段階目の見立てから，会社において本人の問題が，"どのようにして"起こっているのか，"なぜ"起こっているのか，「仮説」を立てます。また，本人が上手く機能している部分や強みといったポジティブな側面にも焦点を当てるようにすることが大切です。

①「見立て」の目的

　カウンセラーがする「見立て」の目的は診断名をつけることではありません。クライエントが仕事においてパフォーマンスを十分に発揮できるための支援が目的です。カウンセラーの見立てを産業現場で有効に機能させるためには，「疾病性」と「事例性」を意識してクライエントの問題を整理することは有効です。

　疾病性：診断名や症状といったクライエントの病的な部分を指します。具体的には，「うつ病である」「幻聴がある」「アスペルガー症候群の傾向がある」といったことが挙げられます。

　事例性：職場において実際に問題となっている客観的な事実の部分を指します。具体的には，「欠勤や遅刻が多い」「仕事のスピードが非常に遅い」「お客さんや同僚との間でトラブルを起こす」といったことが挙げられます。

　カウンセラーが行う見立ては，「事例性」に重点を置くことが大切です。クライエントや会社は，「うつ病であること」に困っているのではなく，「勤怠が乱れて労務が提供できない，あるいは提供されない，不眠や思考力の低下によりパフォーマンスが低下している」ことを困っているのです。事例性に焦点を当てた適切な「見立て」を提示することができれば，クライエントにとっても関係者にとっても双方が納得できる解決への助けとなるでしょう。

②見立てにおける注意点

　見立てはクライエントとの間で共有され，カウンセリングを行う目標設定の材料になります。また，他の産業保健スタッフや職場と連携して，クライエントをチームとして支援するための材料にもなるでしょう。カウンセラーの見立てを有効に活用するために，クライエントや関係者に対して，クライエントの状態を適切かつ明確に，分かりやすい言葉で伝えることが大切です。

　クライエントについて，広範囲にわたる実に詳細かつ膨大な情報を得ながら，その情報を統合的に理解しておらず，クライエントをひとりの人間とし

てイメージできていないという問題が起こることがあります。これを乗り越え，見立てから構築されるイメージをクライエントや関係者と共有するための一つの型として，バイオ・サイコ・ソーシャル（BPS; Bio-Psycho-Social）の面からとらえる方法を身につけておくとよいでしょう。

　初回面接における見立ては作業仮説に過ぎず，継続する関わり，その後の展開，追加される情報から，最初に構築された見立てを適宜修正していくことになります。カウンセリングが継続する中でも，一定の期間が経過したら，見立てを再確認し，クライエントや関係者と共有していくと，クライエントへの支援を効果的に行うことに繋がります。

③バイオ・サイコ・ソーシャル・アセスメント

　カウンセラーは，往々にしてクライエントの精神疾患や心理的問題にばかり焦点を当てがちです。しかし，クライエントは会社という社会の中では労働者としての側面も持っていることを忘れていけません。産業領域ではクライエントが会社員として"どのように機能しているの"という視点が重要です。この視点で見るために，バイオ・サイコ・ソーシャル・アセスメントは有効です。この方法は，図1に示すように，バイオ＝身体的（医療的）側面，サイコ＝心理的・精神的側面，ソーシャル＝社会機能的側面の3つの側面から多角的にクライエントを把握することを言います。

　バイオ・サイコ・ソーシャル・アセスメントを使う際の3側面に属する情報をリスト的に並べることに終始する方法は適切ではありません。これらの3つの側面がどのように影響し合い，今の状態を形成しているのか，立体的に描くことが，クライエントに対する質の高いアセスメントを提供していきます。

④クライエントの状態や印象の言語化

　クライエントと面談していて「この人は悪化しそうな気がする」とか「今はとても憔悴しているが，大丈夫だろう」などと感じることがあるでしょう。この印象はクライエントの予後を考える上でとても貴重なものです。しかしこの感覚を他職種の人と共有するのは意外に難しいことです。"なんとなくそんな感じがする"というカウンセラーのカンのような情報では，連携する相手への説得力に欠けてしまいます。私たちが抱いているクライエントの印象を，明確に言語化して他職種と共有できるようにするためには説明力が必要となります。MSE（Mental Status Exam）は，アメリカの精神科や神経

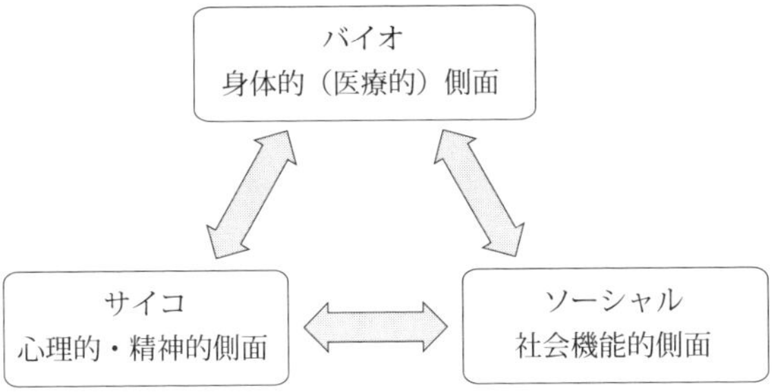

図1　バイオ・サイコ・ソーシャル

科で用いられている技法ですが，表3の項目は私たちがクライエントの状態を的確に把握し，連携相手との情報共有をする際に役立つでしょう。

3．リスクアセスメント

　クライエントである社員の安全を守るために，"リスクがある人の選別"と"リスクレベルの判定および対処"が求められます。リスクレベルによっては，カウンセラーや産業保健スタッフとしての守秘義務を越えて，他職種・職場・人事総務との連携が必要となります。ここでは，自殺のリスクを中心にアセスメントと対応のポイントを説明します。

①自殺予防のポイント

　自殺の背景には，メンタルヘルス上の問題が存在していることが非常に多いと言われています。そのため，メンタルヘルス上の問題を予防することが，自殺対策においても最も効果的です。しかし，現場においては，目の前にいるクライエントの自殺のリスクを見極め，対応していくことが求められます。自殺の危険因子に関しては，代表的なものとして表4が上げられています。自殺予防の注意点を10項目で簡単にまとめたものが表5です。

　自殺のリスクアセスメントは継続的な関わりの中でも行うことが必要です。精神疾患の中でも，気分障害（うつ病），統合失調症，パーソナリティ障害，アルコール使用障害，薬物使用障害などは，自殺のリスクが高くなります。本人が希死念慮について言及しなかったとしても，自殺に関してききましょう。本人が自殺への思いを打ち明けてくれた時は，話してくれたことへの感謝を伝えることが大切です。その上で，自殺への思いを否定することなく，その気持ちの背景にある苦しさを理解しながら，実際に自殺の計画の

表3　クライエントの様子を見るポイント（三浦ら，2012）

全体的な見かけ・身だしなみ	場所，立場，年齢などに適応しているかがポイント。夏場にアロハシャツとサンダルという服装は，それ自体では問題ないが，職場においては不適切な服装とみなされることが多く，クライエントの現実検討力に問題があるかもしれない。
身体の動き・運動能力	話しながら常に身体をゆすっているとか，足元のふらつき，名前を書くときに手が震えているなどは，身体や脳機能の問題の表れかもしれない。
話し方	声のトーン，大きさ，話の脈絡の有無，言葉の流暢さや用いる言葉はクライエントの年齢や立場などにふさわしいかがポイント。ろれつが回らないような場合は，薬の副作用やアルコールの問題の影響を検討する必要がある。
思考	脱線する，固執する，飛躍や妄想があるなど。自殺のことばかり考えたり，強い不安や強迫観念にとらわれている時などは，リスクアセスメントが必要になる。
知覚	幻視，幻聴，幻嗅などの知覚異常は，精神疾患のほかに薬物の依存や脳障害の可能性が考えられる。
気分	比較的長く続いているもの。落ち込み，不安，高揚感など。
感情	気分よりは短期間のもの。特に面接中の感情の変化に注目する。突然号泣したり，激怒するなどの感情の振幅の大きさや，悲惨な話をしながら笑っているなどの感情と表情の不一致にも注意が必要。
面接時の態度	過剰に防衛的，依存的，攻撃的など。
知能	カウンセラーの話を理解できているか，疎通性があるかなど。クライエントの年齢や社会的地位などと大きなずれがある場合には要注意。
洞察力・集中力・判断力	知能と同様に，クライエントの年齢，社会的地位に対して，適切か，少し乏しいか，機能していないレベルかを検討する。

有無やその計画の具体性を評価していきます。希死念慮に関する質問に"ノー"と答えても，本人の様子からリスクアセスメントしましょう。

②自殺のリスクが高いクライエントへの対応

　自殺のリスクに対する基本的な対応は，情報共有・連携・安全確保です。リスクがあると判断された場合，守秘義務の範囲を超えており，対応を進めていくことをクライエントに伝えます。電話やメールを通して，リスクを感じた場合には，できるだけすぐに会えるタイミングを設定することが大切です。

　情報共有と連携に際しては，他の産業保健スタッフや関係者に客観的な状

表4　自殺の危険因子（高橋，2006 を改変）

①自殺未遂歴	自殺未遂は最も重要な危険因子（自殺未遂の状況，方法，意図，周囲からの反応などを検討）
②精神障害の既往	気分障害（うつ病），統合失調症，パーソナリティ障害，アルコール使用障害，薬物使用障害
③サポートの不足	未婚，離婚，配偶者との死別，職場での孤立
④性別	自殺既遂者：男＞女 自殺未遂者：女＞男
⑤年齢	年齢が高くなると共に自殺率も上昇
⑥喪失体験	経済的損失，地位の失墜，病気や怪我，業績不振，予想外の失敗
⑦性格	未熟・依存的，衝動的，極端な完全主義，孤立・抑うつ的，反社会的
⑧他者の死の影響	精神的に重要なつながりのあった人が突然不幸な形で死亡
⑨事故傾向	事故を防ぐのに必要な措置を不注意にも取らない。慢性疾患への予防や医学的な助言を無視
⑩児童虐待	小児期の心理的・身体的・性的虐待

表5　自殺予防の十箇条（中央労働災害防止協会，2007 を改変）

（次のようなサインを数多く認める場合は，自殺の危機が迫っています。早い段階で専門家に受診させてください）

1）うつ病の症状に気をつける
2）原因不明の身体の不調が長引く
3）酒量が増す
4）安全や健康が保てない
5）仕事の負担が急に増える，大きな失敗をする，職を失う
6）職場や家庭でサポートが得られない
7）本人にとって価値のあるものを失う
8）重症の身体の病気にかかる
9）自殺を口にする
10）自殺未遂に及ぶ

況とカウンセラーとしての意見を伝えます。主治医との連絡も積極的に取ることが必要となる場合もあるでしょう。クライエントの安全を確保するために，家族や友人へ連絡して本人と一緒にいてもらう配慮も大切です。このような危機対応においては，産業保健スタッフやカウンセラーから直接情報を伝える方が，リスクの高さを正確に伝えることができます。

　最後に，自殺を完全に防ぎきることは難しいことを理解しておきましょう。希死念慮に関して誰にも話さず，入念に準備をして自殺を実行する人もいま

す。このような強い意志を持った自殺は，ほとんど防ぎようがありません。

4．継続的な相談対応

①会社における適応を高める

産業領域のカウンセリングにおいては，職場適応を支援することが主たる目的です。会社における適応上の問題としてアブセンティーズム（absenteeism）とプレゼンティーズム（presenteeism）という概念があります。

- ・アブセンティーズム：会社を休んだり，遅刻・早退など，会社にいないことで業務につけずパフォーマンスを発揮できない状態。
- ・プレゼンティーズム：会社には来ているが，メンタルヘルス上の問題によりパフォーマンスが発揮できていない状態。

アブセンティーズムとプレゼンティーズムの問題は，会社側にとっても社員側にとっても労働契約（労働者が使用者に使用され労働し，使用者がこれに対して賃金を支払うことを内容とする労働者と使用者の間の契約：労働契約法6条）を履行することへの障害となります。そのため，この2つの問題へカウンセリングを通して取り組むことは，社員の適応を高めるだけでなく，会社と社員双方にとって利することになるのです。

会社は組織であり，組織とは人間の集合体です。クライエントが人間関係を良好に構築することができれば，職場における適応が良い方向に向かいます。共感や受容だけでなく，クライエントが他者からどのように見えているかをフィードバックし，クライエントの対人関係スキルを向上させましょう。

②ソーシャルワーク的視点

本人の関係者，組織にも積極的に関わるソーシャルワークも大切です。カウンセラーは，面接室におけるクライエントとの関係を守ることがクライエントを守ると考えがちです。しかし，真にクライエントを守るのは，職場で適応しパフォーマンスが発揮できる状態にあることです。管理監督者や人事労務担当者にも面接に参加してもらい，クライエントと会社の双方にWIN-WINの成果を生み出していきましょう。

環境に関わるとは具体的にどういうことでしょう。たとえば，職場の人に面接に来てもらい，クライエントが職場でどのように見えているか，そして何を期待しているのか，問いかけてみるとよいでしょう。カウンセラーはそ

のようなセッションにおいて，クライエントが達成可能で具体的な評価ができる目標設定ができるようにマネジメントします。そこでコンセンサスが得られたことを，その後のカウンセリングの中でフォローできれば，カウンセリングが本当の意味で役に立っていくはずです。

　職場と連携することが，クライエントの信頼を損なうという懸念があるかもしれません。クライエントに関係者との連携の有効性を伝えることができたなら，クライエントからの信頼を失うことはないはずです。

Ⅲ　オンライン・カウンセリング

　インターネット環境の整備，ICT ツールの発展，2020 年の感染症拡大により，カウンセラーとクライエントが離れて行うオンライン・カウンセリングが急速に広がりました。その手段として，メール，電話，オンライン会議，チャット，SNS などがあり，それぞれ，文字・音声・映像を媒介してコミュニケーションが行われます。

・オンライン・カウンセリングのメリット

　移動のコスト（費用・時間）が不要になるため，小規模の事業所で働く従業員や自宅でテレワークを行っている従業員もカウンセリングが利用しやすくなります。また，クライエントもカウンセラーも移動の必要がないことから，時間の確保が容易となり，予約の調整が柔軟にできます。

・オンライン・カウンセリングのデメリット

　コミュニケーションの手段によって，聴覚情報や視覚情報などの利用可能な社会的な手がかりが異なります。利用できる社会的手がかりの減少とともに，クライエントを知るために使える情報が減り，コミュニケーションやアセスメントの質が低下します。インターネットを経由する場合は，情報管理上のリスクや通信状況によって安定したサービスが提供できないといったリスクもあります。カウンセラー側の問題として，オンラインカウンセリングの経験や新しい ICT 技術の知識が不足している可能性もあります。

　ここからは，オンライン会議システムを利用した，クライエントとカウンセラーが映像で対面するオンラインカウンセリングを中心に説明します。

1．導入について

①準備するもの

通信用のパソコン，タブレット，スマートフォン：カメラが付いており，
　　一定の性能とセキュリティソフトが入っている端末を用意しましょう。

インターネット回線：通信速度が速く，安定した回線を準備しましょう。

オンライン会議システム：いくつものシステムがあり，料金体系や機能等
　　が異なります。使用するシステムの特徴を理解し適切なものを利用しま
　　しょう。

②対象者の選定

企業との契約や産業保健体制を考慮して，クライエントの危機的状況に対
応できる範囲に合わせて対象者を検討しましょう。問題が生じた時に，対面
で会うことができるのか，他の産業保健スタッフや人事担当者が会うことが
できるのか，などの条件によってオンラインカウンセリングの対象者を決め
ましょう。

③リスクの検討

ノンバーバルな情報の不足により，健康状態のアセスメントが難しくなり
ます。健康上の問題が生じている（生じる可能性がある）場合の対応を決め
ておきましょう。自傷他害の危険性など，何らかの緊急対応が必要になるこ
ともあります。オンラインカウンセリングにおける危機対応について，事前
にクライエントに説明することも必要です。

④ガイドラインの作成

オンラインカウンセリングの質を維持し，クライエントとカウンセラーを
守るために，適切なガイドラインを作成しましょう。ガイドラインに含む項
目は，「オンラインカウンセリングに関する基本的な考え方」「オンラインカ
ウンセリングを提供する環境」「クライエントにあらかじめ伝えるべき内容」
「初回カウンセリング時の注意」「危機的状況や不調者に対する対応」「想定さ
れるトラブルへの対応」「記録の扱い（録画に関する取り決めや端末に残る情
報の取り扱いなどを含む）」などが考えられます。

2．実施時の注意

①初回のオンライン・カウンセリング

最初に，本人確認を行います。オンライン・カウンセリング実施上の注意

点を説明し，情報の取り扱いやトラブル発生時の対応についても説明すると
よいでしょう。通信障害による中断を想定し，その際の対応についてもあら
かじめ決めておきましょう。

②毎回の面談開始時

　映像や音声はその時々の通信状況によって大きく左右されます。面談開始
時には必ず，映像や音声状況を確認しましょう。クライエントとカウンセラ
ーの双方のプライバシーが守られている環境が必要です。両方のオンライン・
カウンセリングを実施している環境を確認しましょう。カウンセラーは整容
だけでなく，画面に映る背景についても気を配りましょう。

③メンタルヘルス不調者へのオンライン・カウンセリング

　映像が見えていても，対面に比べてノンバーバルな情報が減少します。口
頭による体調確認を増やし，適切なアセスメントにつなげましょう。不調な
様子が疑われたら，直接対応できる産業保健スタッフにリファーしたり，医
療機関の受診を積極的に勧めることが大切です。

IV　個人相談における守秘義務と情報開示

1．守秘義務

　どのような現場でカウンセラーとして働いていても，多かれ少なかれ守秘
の問題とは遭遇します。「相談室で話した内容がクライエントの了解なしに外
部には漏れない」という前提がなければ，クライエントが安心して話すこと
ができず，カウンセリング自体が無意味なものになってしまいます。

　産業保健における守秘義務について，法律的な観点からも見てみましょう。
医師や精神保健福祉士といった国家資格は，法律によって明確に守秘義務が
規定されています。労働安全衛生法においては，「健康診断の実施の事務に従
事した者は，その実施に関して知り得た労働者の心身の欠陥その他の秘密を
漏らしてはならない」とされています（安衛法 104 条）。ストレスチェック
制度（2015 年 12 月 1 日施行）においても，実施者や実施事務従事者はスト
レスチェックの実施にあたり知り得た情報を漏らしてはならないと規定され
ています。厚生労働省が出した『心の健康問題により休業した労働者の職場
復帰支援の手引』や『労働者の心の健康の保持増進のための指針』における
"心の健康づくり専門スタッフ"に関して，「そこで知り得た情報に関して正

当な理由なく漏らしてはならない」という規定があります。2019年より国家資格となった公認心理師は，「公認心理師は，正当な理由がなく，その業務に関して知り得た人の秘密を漏らしてはならない。公認心理師でなくなった後においても，同様とする」（公認心理師法41条）の規定により，他の職種と同様に従業員の個人情報や相談内容に関して守秘義務が明確に課されました。

2．情報開示

　カウンセリングが一般的に知られるようになり，カウンセラーの守秘義務に関しても，上司や人事，産業保健スタッフも理解は示してくれるようになりました。しかし，クライエントの秘密を守るというお題目のもとで，カウンセラーが情報を全く出さない場合はどうなるでしょう。「カウンセラーは何をやっているか分からない」などと言われてしまっては，クライエントの利益にもなりません。カウンセラーの持つ情報を，クライエントとの信頼関係を崩さず，クライエントの利益になるように，組織の中で活用する方法を説明します。

①クライエントの同意を取る

　カウンセリングの中で関係者に伝えて良い情報の範囲をクライエントに確認し，同意を得て，そのことを記録として残しておくとよいでしょう。このような手順を踏むことで，法律や倫理綱領に沿って情報の開示を行うことが可能になります。

　クライエントから同意を得る前に，問い合わせをしてきた関係者（上司や人事）が，“どのような情報”を“どのような目的”のために必要としているか確認をしておくことは大切です。

②クライエントに話してもらう

　センシティブな内容を関係者に伝える場合，関係者にもカウンセリングに同席してもらい，クライエントに直接話してもらうとよいでしょう。カウンセラーはクライエント側にも関係者側にも肩入れをすることなく，中立的な立場で情報の整理や明確化に努めることが大切です。

　関係者にカウンセリングに同席してもらうと，職場におけるクライエントの見え方や問題点を理解するきっかけになります。職場での様子が見えてくると，カウンセリングがクライエントと職場の両方にとって，より有益な時

間になることでしょう。

③統計的に処理して個人の特定をできないようにする

　会社側から相談室の利用状況に関する問い合わせがあるかもしれません。カウンセリングの費用を負担しているのが会社であれば，何らかの形で情報をフィードバックする必要があるでしょう。このような場合に，利用者のデータを統計的に処理すれば，個人が特定されない情報を提供することが可能になります。カウンセリングの件数や利用人数，属性，来談経路，カテゴリーに分類した相談内容が開示する情報の例として考えられます。

④情報の扱いに関してルールを明確にしておく

　「社内のカウンセリング記録は，クライエントに開示する義務はあるのか」「カウンセラーは，カウンセリングの内容を上司に報告する義務はあるか」

　職場や人事からクライエントに関する情報を求められるだけでなく，クライエントからカウンセラーの記録に関して開示を求められるケースもあります。職場によっては，カウンセラーが人事部に所属しており，上司が人事部長ということもあるでしょう。

　カウンセラーが持つ情報の扱いに関して適切な判断をするために，あらかじめ規定を定めておくことが大切です。このような規定は，カウンセリング開始時に明示したり，相談室などに掲示し周知しておくとよいでしょう。規定の中では，以下に示す例のような場合に，誰に対して，どのような手続きで開示するかを決めておく必要があります。

　例）
　・自傷他害の可能性がある場合
　・上司や人事に相談室の情報を開示する場合，もしくは手続き
　・クライエントから相談記録の開示を求められた場合
　・公的機関（労働基準監督署，裁判所，警察）から情報を求められた時

⑤チーム内守秘義務（集団守秘義務）という考え方

　カウンセラーが一つの事業所に常駐していて常に対応できる状況は多くはありません。クライエントに関する重要な情報をカウンセラー一人が抱えていることは，会社のリスクマネジメントの観点からも，クライエントにとっても不利益が生じかねません。カウンセラーも他の産業保健スタッフと情報共有し，クライエントに関する共通理解をしていることが必要です。

　このような観点に関しては，長谷川（2003）がいう学校組織における「チ

ーム内守秘義務」という視点が参考になります。産業現場に当てはめると以下のようなポイントが上げられます。

　　1）クライエントへの守秘義務という観点は大切にしなくてはいけません。
　　2）しかし，企業・組織の産業保健におけるカウンセリングの活動は産業医や産業看護職とのチームとしての活動であることも多く「個人内守秘義務」というよりも「チーム内守秘義務」を負うと考えられます。
　　3）「チーム内守秘義務」を徹底させるような話し合いをすること，特にクライエントはカウンセラーが社内の他の人にプライバシーを漏らされることを心配しているケースもあり，「チーム内守秘義務」が徹底していないと重大な事態に発展する恐れがあります。
　　4）「チーム内守秘義務」のルールを守った上で，クライエントの抱えている問題の解決のために，他の産業保健スタッフと情報を共有する場合があります。しかし，その場合でも，産業医や産業看護職が必要としている情報とカウンセラーが守るべき情報は質的に異なっていることが多く，カウンセリングで得た全ての情報を提供する必要はないでしょう。
　　5）クライエントの利益のために，産業保健スタッフと情報を共有する必要があると判断した場合，事前にクライエントの了承を得ることが望ましいでしょう。

　3．外部機関への紹介

　企業・組織のメンタルヘルス対応においては，医療機関やリワークといった外部機関との連携も重要です。基本的には産業医から「診療情報提供書」を書いてもらうのがよいでしょう。しかし，産業医に依頼することが難しい現場もあり，カウンセラーから従業員を外部機関に紹介することもあります。

①外部機関に紹介する判断

　うつ病の急性期や統合失調症や双極性障害などは，治療の段階として投薬や休養を優先し症状を改善させる時期が不可欠です。医療的ケアの必要性をしっかりとアセスメントして，カウンセラーが無責任に抱え込まないように注意しましょう。

　カウンセラーが医療機関への受診を必要だと判断しても，「病院には行きたくない」と受診を拒否するクライエントもいます。そのような場合，拒否する理由を丁寧にきくプロセスが必要となります。根気強く関わっても，受診

を頑なに拒否するクライエントもいます。リスクが高い場合には，管理監督者・人事労務担当者・他の産業保健スタッフと連携し，本人の気持ちに沿えなくても会社として受診を促す必要があります。産業領域のカウンセラーという立場では，企業・組織のリスクマネジメントの観点も大切です。

②紹介状の書き方

　冒頭で述べたように，医療機関への紹介は産業医からしてもらうのがスムーズですが，状況によってはカウンセラーが紹介状を書くタイミングもあるでしょう。実際の例（紹介状の例，図2）を見ながら，医療機関に紹介状を書く際の注意点や記入方を説明していきます。

　1）表題：診療情報提供書は医師同士の紹介の場合に発行される書類です。カウンセラーとして出す場合には，「紹介状」としましょう。

　2）宛先：医師への宛名を書く際，「○○先生　御侍史」（おんじし・ごじし），「○○先生　御机下」（おんきか・ごきか）とするのが慣習となっています。医師を特定しない，あるいは医師の名前が不明な場合には，「○○クリニック　担当医　様」としておくとよいでしょう。

　3）内容：紹介の目的や経過，その他の項目を書くにあたり，基本的には客観的事実と本人の発言内容を中心に書きます。紹介先の医師は忙しい診療の合間に読むため，大切なポイントが端的に記載されていることが大切です。また，紹介状を本人に渡す場合でも，医療機関に直接送る場合でも，本人が内容を見る可能性があることを前提に書きましょう。

　紹介状を書く際に，カウンセラーの考える「診断名」を記載するのは適切ではありません。診断は医療行為であり，医師のみが行える行為です。担当となる医師が，診断・治療をする上で判断の材料となる情報を記載しましょう。

　　　文　　　献

中央労働災害防止協会（2007）『改訂　職場における自殺の予防と対応』
長谷川啓三（2003）「学校臨床のヒント：集団守秘義務の考え方」臨床心理学, 13; 122-124.
厚生労働省（2010）『改訂　心の健康問題により休業した労働者の職場復帰支援の手引き』
厚生労働省（2020）『職場における心の健康づくり―労働者の心の健康の保持増進のための指針』
三浦由美子・磯崎富士雄・深瀬砂織・斎藤壮士（2012）『産業領域で働く臨床心理士のために―見立てと連携編』東京臨床心理士会刊行
中村光汰編（2017）『メールカウンセリングの技法と実践―オンラインカウンセリングの

　現場から』川島書店
高橋祥友（2006）『新訂増補　自殺の危機－臨床的評価と危機介入』金剛出版
鑪幹八郎・名島潤慈（2000）『新版　心理臨床家の手引』誠信書房
渡辺俊之・小森康永（2014）『バイオ・サイコ・ソーシャルアプローチ―生物・心理・社
　会的医療とは何か？』金剛出版

紹介状（例）

平成××年×月×日

平素より大変お世話になっております。

○○会社
〒999-00xx
○○県○○○○市○○○○ x-x
○○○○ x-xxx

○○病院

カウンセラー：産業 太郎
電話：0xx-xxx-xxxx

□□　　先生　　御侍史

クライエント氏名：○○　×× 氏	男・女
生年月日：19××年 ○月 ○日	（年齢：　42　　）
会社名：○○会社　　　　職種 ： 営業	

紹介の目的

　気持ちの落ち込みや睡眠の乱れに関して、貴院にて受診を希望されています。

経過

　　○○年 4月 課長昇進に伴い、社内業務からから現在の営業部署に異動。
　　　　8月 客先や上司からのプレッシャーをストレスに感じ、
　　　　　　睡眠の乱れや気持ちの落ち込みが出現。
　　　10月 休みや遅刻が増え、上司より社内の産業保健スタッフに
　　　　　　相談があり、カウンセラーが対応。

　睡眠の乱れや食欲不振があるようです。 気持ちの落ち込みや不安が強く、土日も家で寝て過ごすことが多くなっています。 強い希死念慮は無いようですが、「朝、目が覚めなければいいのに」といった思いはお持ちのようです。
　ご本人の現状を伺い、医療機関への受診をお勧めし、ご本人もその必要性を了解されております。

その他（既往歴・家族歴等）

　5～6年前に仕事が多忙となり、今回のように睡眠の乱れがあったようです。

※ご不明な点などございましたら、御遠慮なくお問い合わせください。

図2　紹介状（例）

コラム　産業領域における法律

1．労働基準法

労働者が会社で働く上で最低限の基準（人たるに値する生活を営める）を定めた法律です。国の「労働」に関する考え方を示し，違反に対する罰則を規定し労働者を守る基本的な枠組みを作っています。労働条件・賃金・解雇・休日や休憩・残業に関する規則が定められています。

法律の中では，労働時間は1日8時間，1週間で40時間と決められています。時間外労働（残業）をさせるためには労働者の代表（多くは労働組合を指します）と協定を結ぶ必要があります。それが，「36協定」です。基本的には時間外労働の限度は，1年で360時間とされています。しかし，特別な事情が生じたときに限り，あらかじめ特別に定めた時間労働ができるようにする「特別条項付き36協定」があります。2019年の法改正により，時間外労働の上限が罰則付きで規定されただけでなく，上限が無かった「特別条項付き36協定」においても，1年で720時間などの上限が設定されました。

次に紹介する「労働安全衛生法」「労働者災害補償保険法」は，労働基準法から分離独立して生まれてきたという背景があります。

2．労働安全衛生法

労働者が働くうえで生じる危険を防止し，安全に健康に働くための規制を定めるとともに，快適な職場環境の形成を促進することも目的としています。危険物や危険な機械の取り扱い上の具体的なルールを定めているだけでなく，安全衛生管理体制として産業医や保健師の役割や健康診断などもこの法律によって規定されています。2015年には，この法律に基づき労働者が自らのストレス状況を把握するためにストレスチェック制度が施行されました。

3．労働契約法

労働者が会社と労働契約を結ぶと，労働者には労務提供の義務が発生し，会社には賃金支払の義務が発生します。しかし，賃金さえ払えばどんな危険な仕事でも無条件にやってもらえるわけではありません。労働契約法第5条

では，「使用者は，労働者がその生命，身体等の安全を確保しつつ労働することができるよう，必要な配慮をする」よう求めており，心の健康も同様に配慮が必要とされています。これは「安全配慮義務」と呼ばれています。

4．労働者災害補償保険法

　労働基準法では，労働者が業務上負った傷病に対して使用者が補償を行う事が義務付けられています。しかし，使用者が労働者に十分な補償を行わない可能性があります。使用者にとっても，補償の負担は会社の財政を圧迫するリスクがあります。そこで，労働災害に対する保険として政府が管掌する「労働者災害補償保険法」が作られています。使用者は保険料を支払っておき，労働災害が起これば労働者は政府によって補償されるのです。

5．健康保険法

　労働者と扶養者が，私傷病・死亡・出産に対して保険給付を受けられるように規定しているのが「健康保険法」です。健康保険には，療養の給付として3割の医療費負担で治療が受けられるだけでなく，傷病手当金のような病気で働けない場合の生活保障なども組み込まれています。

6．国民年金法・厚生年金法

　老齢，障害，死亡に対して，生活の安定を守るために必要な給付を行うものとして「国民年金法」と「厚生年金法」が規定されています。
　労働者が被った傷病が1級から3級（国民健康保険法では1・2級）までの障害認定（初診日から1年6カ月経過するか傷病が治り症状が固定した場合）を受けると，これらの法律によって障害年金を受ける事ができます。老齢時や被保険者の死亡時に遺族に対しても同様に年金を給付します。

管理職から相談を受けたら

Ⅰ　マネジメントコンサルテーションとは

　産業領域で仕事をしていると，不調を抱えた本人ではなく，その上司である管理職から相談を受けることも少なくないと思います。このような相談をマネジメントコンサルテーションと呼びます。

　マネジメントコンサルテーションとは，うつ病などの精神的な問題や，家庭の問題などの個人的な要因によって，仕事の生産性が落ちている（落ちる可能性がある）従業員の生産性を維持したり，もとの状態に回復させたりすることを目的として，上司である管理職に対してコンサルテーションを行うことです。

　たとえば，次のような状況です。

　事例1：以前は欠勤などなかった部下が，急に会社を休みがちになり，気になっている。元気もなく，何か悩んでいる様子なのでカウンセリングを勧めたいが，本人は「大丈夫です」と答えるばかりで詳しい事情がわからない。どうしたらよいだろうか？

　事例2：最近入社した社員が，仕事のミスが多くて困っている。注意しても一向に直らない。これは最近の若者特有の傾向なのか，それとも発達障害などの問題があるのだろうか？

　このようにさまざまなケースがありますが，いずれにしても管理職が相談に来たということは，職場において何らかの問題が起きているということです。その問題を解決することがマネジメントコンサルテーションのゴールになります。

1．マネジメントコンサルテーションの必要性

　産業領域では，管理職からの相談を重要視します。それはなぜでしょうか。厚生労働省が定めている『労働者の心の健康の保持増進のための指針』では，セルフケア，ラインケア，事業場内産業保健スタッフ等によるケア，事業場外資源によるケアの4つのケアの重要性が述べられています。マネジメントコンサルテーションとは，4つのケアの中の「ラインケア」を効果的に推進するためにも必要な支援です。

　マネジメントコンサルテーションを行うことで，下記のような効果が期待できます。

①早期発見・早期対処につながる

　自らの健康を守るセルフケアは，メンタルヘルスケアの基本ですが，多くの従業員は，不調を抱えながらも産業医やカウンセラーに相談することをためらいがちです。自分で解決しようとして長いこと我慢していたが，辛さが募り，このままではどうしようもない状態になってからようやく相談に来る方や，相談につながる前に休職等に入ってしまうケースも少なくありません。カウンセラーとしては，もう少し早く相談してくれていたら，会社も休まず，回復までの時間も短くてすんだのに，と残念に思います。

　ところが，本人は隠していたつもりでも，上司や同僚など周囲の人はなんとなく調子が悪そうで，いつもと違う様子に気づいているケースが多いのです。うつ病などによる，集中力・注意力・判断力の低下などの症状は職務遂行場面で発見されることが多く，上司が気づきやすい兆候です。

　身体的な疾患と同様に，精神疾患も早期に発見し，治療につながった場合には回復も早くなります。このように，ラインケアを行う管理職からの相談は，早期発見，対処の上でもとても有効です。

②職場の問題解決につなげることができる

　管理職が率先して相談に来ることで，個人のメンタルヘルスの問題を職場の生産性の課題とつなげて解決することが可能になります。メンタルヘルスの問題は，時として個人の問題としてとらえられがちですが，メンタルヘルス不調は個人の職務遂行能力を低下させ，その低下分を補うために周囲の社員への負荷が増大するなど，部門全体の生産性低下へとつながります。

　また，メンタルヘルス不調の部下に対する業務量の軽減などが長期間に及ぶと，「メンタルヘルス不調の人のせいで，自分たちばかりが大変な思いをし

第1ステップ	初期目標の確認と問題の明確化
第2ステップ	問題の再定義と目標の再設定
第3ステップ	過去の取り組みなどの情報収集
第4ステップ	アクションプランの作成
第5ステップ	リソースと役割分担を検討する
第6ステップ	代替戦略の検討
第7ステップ	フォローアップと目標やプランの修正

図1　マネジメントコンサルテーションの流れ

ている」といった不平不満を抱える従業員が出てきます。これが上司のマネジメント力への不信感や，従業員同士の対立，メンタルヘルス不調者への攻撃といった職場全体の人間関係を悪化させることもあります。

　このような事態を回避するために，マネジメントコンサルテーションでは，メンタルヘルス不調の部下の問題が職場全体に及ぼしている影響を把握することから始めます。そして，この部下の問題に適切に対処することが職場の問題解決やリスク回避へとつながっていることを明確にします。これによって管理職のコミットメントを得ることができます。

II　マネジメントコンサルテーションの進め方

1．マネジメントコンサルテーションのステップ
　マネジメントコンサルテーションは，図1に示したような流れを追って行われます。

> 第1ステップ：初期目標の確認と問題の明確化
> ・相談者の主訴（要望）を聴き取る
> ・建前の目標から真の（本音の）問題を引き出す
> ・問題点を整理し，解決の優先順位をつける

　カウンセリングにおけるインテークにあたる段階です。カウンセリングに訪れるクライエントが何らかの悩みを抱えおり，その辛さを和らげるために来談するのと同様に，マネジメントコンサルテーションに訪れる管理職も，何らかの問題を感じて，それを解決するために訪れます。いわゆる主訴を聴き取るのが，最初のステップです。しかし，ここで語られる「問題」が，本

当に解決したい（解決すべき）問題であるとは限りません。

　真の問題を引き出すための方法を，よくある相談事例をもとに考えてみましょう。

　「部下のＡさんがうつ病だと思うので，良い病院を紹介してください」

　管理職からこのような相談を受けることは多いと思います。この場合，うつ病の治療が受けられるお勧めの病院を紹介してほしいというのが，当初の主訴です。これに応えて，病院を紹介することで職場の問題は解決するのでしょうか？　この主訴をもとに，真の問題を引き出すために効果的な質問を考えてみましょう。

カウンセラー「部下の方のどんな様子からうつ病だと思われたのですか」

相談者「ここのところ，突発的な休みが多いし，出社しても元気がなく，ぼんやりしていることが多いんです」

カウンセラー「お休みが多く，仕事に集中できない状態のようですね。仕事上のミスや，以前よりも作業が遅いなど，お仕事ぶりに変化はありますか」

相談者「そういえば，メールの誤字や書類の数字間違いなどがありました。その修正などもあって，忙しい時期ではないのに残業が多くなっています」

カウンセラー「それはいつごろ始まり，休む頻度はどのぐらいですか」

相談者「１～２カ月くらい前からだと思います。休みは，週に１～２日程度です」

カウンセラー「週に１～２日突発的に休み，仕事の生産性も落ちている状態が１～２カ月も続いているのですね。それで今回ご相談くださったのは，何かきっかけがあったのですか」

相談者「実は，お客様に提出する見積書の数字を１ケタ間違うというミスがあり，大変なことになりそうだったのです。これはまずい，早く病院に行かせようと思い，相談にきました」

カウンセラー「それは大変でしたね。見積書のミスなどでお客様からのクレームなどは出ていませんか。また，突発的なお休みなどがあると，周囲の人がカバーすると思うのですが，そのことで上司や同僚の方の負担が大きくなっていませんか」

相談者「見積書は提出前に気づいたので，クレームにはなりませんでしたが，もしあのまま提出していたら大問題になっていました。同僚については，不満は言いませんが，確かに負担は大きくなっています」

カウンセラー「そうですか。Aさんの集中力の低下からくるミスや突発的な休みによって，周囲の方への負担が増加しているという問題ですね」

　これはやりとりの一例ですが，このようにして「部下がうつ病だ」という当初の問題の背後にある，職場としての問題を洗い出していきます。

　管理職が解決すべき問題は，部下のうつ病という病気（疾病性）ではなく，それによって仕事の生産性に支障が起きている（事例性）という問題です。

　ここで，なぜ今ここに相談に来たのか，という点はとても重要になります。個人のカウンセリングでも同じですが，問題が発生してから，相談に来るまでは，多少の時差があります。問題を感じている段階から，相談に行ってみようと思うに至るには，なんらかの変化（状態の悪化）や切迫した問題が存在しています。

　第1ステップでどの程度問題を具体化，明確化できるかによって，この後のステップが大きく変わりますので，重要なステップです。カウンセラーとしてのきく力を活用できる段階でもあります。

第2ステップ：問題の再定義と目標の再設定
・第1ステップできき取った内容に沿って，解決すべき問題を再定義する
・初期目標を，より現実的で具体的な目標に落とし込む

　第2ステップでは，第1ステップできき取った問題点をより具体的にしていきます。先ほどのコンサルテーションの続きをみてみましょう。

カウンセラー「それでは，突発的な休みと，ミスをなくすというのが，まず解決すべき問題ですね。それによって，周囲の人の負担を減らすことや，お客様からのクレームのリスクをなくすことにつながりますね」

相談者「そうですね。そうなってくれれば理想的ですが，可能ですか」

カウンセラー「少し時間はかかると思いますが，部門としてはどの程度時間的な猶予がありますか」

相談者「ミスに関しては，すぐにでも解決しないとなりませんが，突発的な休みに関しては，6カ月位でしたら，周囲の理解が得られると思います」

カウンセラー「ミスの問題が最優先，休みについては6カ月以内が期限ですね」

　第2ステップでは，このように問題点を明確化し，それを改善することを目標にします。目標の設定に際しては，SMART ゴールの考え方が役に立ちます。

　Ｓ：Specific ＝より具体的にする。
　　元気になる⇒突発的な休みをなくす。
　Ｍ：Measurable ＝数値化することで測定可能にする。
　　休まない⇒週1～2日ある突発的な休みをゼロにする。
　Ａ：Achievable ＝達成可能なレベルにする。
　　元の状態に戻すイメージで。
　Ｒ：Realistic ＝現実的な目標を立てる。
　　パフォーマンス向上⇒以前のパフォーマンスレベルに戻す。
　Ｔ：Time frame ＝タイムラインやスケジュールを決める。
　　⇒3カ月以内に休みを半分に減らし，6カ月以内に休みをゼロにする。

「元気になる」「仕事のモチベーションを上げる」というようなあいまいな目標設定にすると，それぞれの主観によって，本人は元気になったし，モチベーションも上がったと主張するが，上司にとっては，まだまだ満足できるレベルではない，といったような食い違いが生じます。より具体的で，数値化された目標を立てることで，問題解決の度合いが明確になります。

第3ステップ：過去の取り組みなどの情報収集
　・この問題について，今までに対処したことと，その成果などの情報を収集し，問題解決の方法を絞り込む

目標が定まり，解決策を検討する前にもう1ステップやることがあります。

この問題に関して，これまでにどのような働きかけをしたか，その成果はどうだったかなどの情報を集めます。また，問題が起こる前の状態を把握しておくことで，回復時の状態を推測することができます。

　先ほどの事例を使って，このステップの進め方をみてみましょう。

　　カウンセラー「目標が決まったところで，解決の方法を検討する前に，もう少し話を聞かせてください。部下のＡさんの状態ですが，調子を崩す前のお仕事ぶりはいかがでしたか」

　　相談者「実は私も半年前に今の部署に異動してきたので，最近6カ月間のことしかわからないのですが，以前はこのようなお休みはなかったです。仕事についても優秀だと前の上司からきいています」

　　カウンセラー「そうですか。前の上司の方から以前の仕事ぶりなどの話をきくことは可能ですか」

　　相談者「はい，可能です。○○支店に居るので，電話で話がきけると思います」

　　カウンセラー「それは良かった。最近のことで，調子が悪い様子が見られてから，今までにご本人と話をしたことはありますか」

　　相談者「見積書のミスがあった時に，2人で話しました。その時に，最近元気がないようだけど，何か困っていることはないかとききましたが，『大丈夫です。今後は気を付けます』と繰りかえすばかりで特に何も話しませんでした」

　　カウンセラー「そうでしたか。元気がなくて心配している，という声掛けにも心を開かず，状況を話してくれなかったのですね。それでは，今度は少し声掛けの方法を変えた方が良さそうですね」

　　相談者「はい，Ａさんはとてもまじめで人当たりも良いのですが，普段からあまり自分の気持ちや仕事以外のことは話をしない方です。あまり親しい同僚もいないようです」

　　カウンセラー「それでは，Ａさんの悩みについて話をきいている方はいらっしゃらないようですね。……ところで，最近ストレスチェックを実施したと思いますが，高ストレス者として産業医の面談を受けたようなことはありましたか」

　　相談者「いいえ。私どもの部署からは，産業医面談を受けた人はいないよ

うです。Aさんもストレスチェックは受けたと言っていましたので，結果は受け取っていると思います」

　第3ステップで，これまでの様子や，問題に対する過去の取り組みと成果について質問するのは，2つの点で意義があります。1つ目は，対象となる従業員の以前の状態（勤怠やパフォーマンス）を把握することで，改善の目標とすべき状態がわかります。全ての従業員のパフォーマンスが一律ということはありません。心身の健康上の問題がなくても，パフォーマンスがそれほど高くない人もいます。従来のその人のパフォーマンスレベルに戻すことが当面の目標です。もともと低いパフォーマンスを高くするというのは，別の問題になるので，2つを混同しないことが重要です。

　2つ目の意義は，今後のアクションプランを立てる際に，どのような方法が有効（または無効）であるかを判断するためのものです。またこの情報は，その従業員の性格や病態レベルを把握することにも役立ちます。

> 第4ステップ：アクションプランの作成
> ・問題解決のための，スケジュールや行動を具体的に決める。
> ・5W2H（Why, What, Who, When, Where, How match, How）を用いる。

　いよいよ，問題解決のための方法を検討する段階です。プランは，できる限り具体的であることが大切です。「だれが，いつ，何を，いつまでに，どのように，どうする」というようにプランを策定し，優先順位を決めていきます。

　カウンセラー「それでは，これからどのように問題解決していくかというプランを立てましょう。以前のお話し合いの様子から推測すると，Aさんに直接病院を紹介するというのは，あまり効果的な方法ではないでしょう。また，上司の方から精神科に行くように言われると，ショックを受ける方もいるでしょう。Aさんは，悩みやメンタル面の不調を職場の方に知られたくない，と思っているように感じます。そこで，お仕事のことに焦点を当てて，突発的な休みや見積書のミスなど，従来のAさん

では考えられないような問題が続いていることについて話し合ってください」

相談者「えっ，うつ病の人にそんなことを言ったらかえってショックを受けてしまいそうですが，大丈夫ですか」

カウンセラー「ショックは受けるかもしれませんが，実際に問題が起きているのは，Ａさんも認識していることです。勤務している以上，お仕事上のミスやトラブルについて上司が指摘するのは，管理上必要な行為です。この方法は建設的直面化*というのですが，このように自分の業務上の問題に直面することが，問題解決の第一歩になります。その際，以前はまじめで優秀なお仕事ぶりだったので，何かあったのでは？ と心配しているということも伝えるとよいでしょう」

相談者「確かに，Ａさんも休みやミスのことは気になっているようです。話し合いをした際に，Ａさんがひどく落ち込むようなことがあったら，対応してもらえますか」

カウンセラー「はい，私や産業医の先生がちゃんとフォローします。Ａさんに仕事上の問題を伝えた上で，欠勤やミスの原因となっているような，心配事や心身の不調などがないか，きいてください。Ａさん自身が辛いと感じていることがわかったら，その問題を解決するために上司としてできるサポートを伝えます。心身の不調に関しては，産業医やカウンセラーに相談することを勧めてみてください」

相談者「仕事の悩みなら上司が，心身の健康上の悩みなら産業保健の専門家が対応する，ということですね」

カウンセラー「ええ，そうです。Ａさんの問題に対して，それぞれの専門性を生かしてチームで対応していきましょう」

相談者「話し合いはいつ行ったらよいですか」

カウンセラー「話し合いですが，フォローやＡさんが病院を受診しようと言った場合のことを考えて，週末を避け，産業医の先生かカウンセラー

＊建設的直面化：建設的直面化とは，欠勤，遅刻，仕事のミス，納期遅れなど職務遂行上の問題行動が本人や周囲に及ぼしている影響に関して，客観的な事実を伝えることによって，自分の問題と直接向き合い，問題解決へ向かわせるような手法のことを言います。建設的直面化をすることによって，病気や体調不良を理由にして生産性低下の問題から逃げたり，問題をすり替えたりすることを防ぎ，問題解決にむけた建設的な行動を取るための動機づけにつながります。

　　が社内にいる日にしましょう」

　相談者「それでは今週の水曜日の午前中にします」

　カウンセラー「私は，水曜日に相談を受けられるように待機しています。
　　産業医の先生には，私から状況をお伝えしますが，構いませんか。よろ
　　しければ，紹介先の病院についても検討しておきます」

　第4ステップでは，具体的な目標を立てつつ，この問題に対して，一緒に
解決していくというお互いの結束を固めます。まれに，カウンセラーにつな
いだので上司としての役目は終わり，と考える上司もいます。しかし，マネ
ジメントコンサルテーションのクライエントはあくまでも上司であり，職場
の問題を解決することが，ゴールであることを認識してもらいます。このス
テップを踏むことで，上司にとっては，自分一人で責任を背負わなくて良い
という安心感にもつながります。

第5ステップ：リソースと役割分担を検討する
　・誰が何を行うのかを明確にすることで，当事者としての認識を高める。
　・他に連携すべき人や機関があるか，検討する。

　第5ステップでは，問題解決チームに加えるメンバーを検討します。欠勤
の問題がある場合や，休業などの対処が必要となる場合は，人事労務担当者
との連携が必要となります。また，産業医や保健師などの産業保健スタッフ，
主治医，家族なども必要に応じてメンバーに加えましょう。

　組織によって，産業医，保健師などのリソースの充実度は異なります。ま
た，労働者ごとにサポートしてくれる家族や友人，同僚などの存在も異なり
ます。そのケースごとに組織の現状を優先し，今あるリソースを最大限に活
用することに努めましょう。

　カウンセラー「プランを実施するにあたり，このチームに入ってもらった
　　方が良い人や，情報を共有した方が良い人はいますか」

　相談者「私の上司には，状況を逐次報告しています。毎回の面談等に参加
　　するのは難しいですが，情報は共有しておきたいです」

　カウンセラー「勤怠の問題もありますが，人事労務担当者には連絡しまし

たか」

相談者「いいえ。人事には知らせないといけませんか」

カウンセラー「人事労務担当に知らせることに関して，何か心配な点があ
　　　りますか」

相談者「人事に知られて，評価に影響してはいけないと思って……」

カウンセラー「Aさんに不利益なことがあるのではないかと心配されてい
　　　るのですね」「今後，Aさんが休業するような場合や家族と連絡を取る
　　　必要がある場合には人事労務担当と連携する必要が出てきますが，それ
　　　はAさんの状態を把握してからでもよいでしょう。しかし，無断欠勤な
　　　ど，本人の安否が懸念されるような場合には，人事労務担当者に速やか
　　　に知らせてください」

相談者「わかりました。……他には思い当りません」

カウンセラー「前の上司の方はどうしますか」

相談者「以前のパフォーマンスをきくだけなら，詳細は知らせなくてもき
　　　けると思います」

カウンセラー「そうですか。個人的な事情もあるので，Aさんの承諾なし
　　　に情報が広がるのは避けたいですね。産業医の先生には私から本日中に
　　　連絡をしておきます」

　このステップでは，第 4 ステップで立てたアクションプランに対して，い
つ，だれが，何をするのかという役割分担を決めていきます。従業員の個人
的な情報を共有することになるので，必要最小限の人に絞りましょう。また，
連携することに対して，相談者の不安や懸念などがある場合は，その理由を
ききとり，相手の気持ちに配慮しましょう。

　部下がメンタルヘルス不調になった場合，このケースのように部下の評価
への影響を心配する上司は少なくありません。また，部下の不調に対して，
自分の責任ではないかという自責の念を感じていることもあり，部外の人や
人事労務担当者に知られるのをためらうこともあります。

　安全配慮や就業規則などを考慮しつつ，どのようにするかを相談者と一緒
に検討していく姿勢が重要です。

> 第6ステップ：代替戦略の検討
> ・最初のプランがうまくいかなかった場合を想定して，プランB，プランCなど，代替案を立てる。
> ・自殺などのリスクが浮上した時など，状況の変化が生じた時に備えて，危機対応プランを立てる。

　どんなに綿密に立てたプランでも，状況の変化により，計画通りに進まないことはあります。特に，人の気持ちが絡むような問題では，不測の事態が生じることもあります。そんな時，計画がとん挫してしまうことが一番の問題です。たとえば"上司が部下にカウンセラーのところに相談に行くことを勧め，部下も承諾したはずが，実際は相談に来ない"ということもあります。通常は，守秘義務があるので，カウンセラーは誰が相談に来ているかは第三者には話せません。そのため"上司は部下がカウンセリングを受けているはずと思い，カウンセラーは紹介された従業員が一向に来ないと思いながら，部下の問題が大きくなっていく"というような事態が起こりかねません。

　そこで，当初立てたアクションプランが順調に遂行されているかどうかを確認し，問題があれば，速やかに他の方法に切り替えられるようにしておきます。

カウンセラー「今日立てたプランを実行するにあたり，何か心配なことはありますか」

相談者「そうですね，先日の話し合いの時のように"大丈夫です"というばかりで，話が進まなかったらどうしましょう。Aさんは，人当たりは良いけれど頑固なところもあるので，心配です」

カウンセラー「Aさんの性格をよくつかんでいらっしゃいますね。前回は，体調に関する心配を伝えたので，"大丈夫です"と言われると，それ以上話を続けられませんでしたよね。今回は，仕事上の問題に焦点を当てて話を進めてください。欠勤があり，ミスがある状態は"大丈夫"とは言えないでしょう。その上で，欠勤やミスの原因となっていることについて，心当たりがないかAさんにきいてみてください」

相談者「仕事の問題を中心に話すのですね。わかりました。それでは，きちんと伝えられるよう，欠勤の記録や，その他仕事上の問題の有無につ

いて，事前に情報をまとめてから話をします。以前の上司にも話をきいてみます」

カウンセラー「とても良いプランですね。水曜日にＡさんと話し合いの機会を持つということでしたので，私は金曜日まで待ってＡさんが相談に来たかを報告します」

相談者「Ａさんがカウンセリングに行くことに同意されたら，Ａさんを紹介したことを私からカウンセラーに連絡する，と伝えてください。Ａさんが来たら，私からも来談されたということだけは，ご紹介者に報告します，と説明します」

相談者「Ａさんがカウンセリングも産業医との面談も拒否したらどうしましょう」

カウンセラー「その場合は，Ａさんがカウンセリング等を受けたくない理由をきいてみてください。会社の相談機関を使うと，評価に影響するのではないかと心配しているなど，Ａさんの不安や心配していることがわかれば，その気持ちを受け止め，誤解があるような場合は説明してあげてください」

相談者「実は，私もカウンセリングを受けるということに抵抗感がありましたが，来てみたら認識が変わりました」

カウンセラー「よかったら，その話もＡさんにしてみてください。利用した方に勧められると最も効果があるようです」

アクションプランが行き詰まる時には，関係者の抵抗感，不安などが関係していることが多いものです。そのような時は，その気持ちをじっくりきき，無理強いしないことが大切です。問題にぶつかった時に，臨機応変に対応できるよう，前もって障害となるものを想定して，対応策を立てておきましょう。

　上司から命令されて，いやいやカウンセリングに訪れる部下の方も時々います。本人が問題解決に合意していないと結果的にうまくいきませんし，その後の上司と部下の関係もぎくしゃくしてしまうことがあります。あくまでも本人も含めて，関係者全員が同じ目標に向かうことが重要です。

　また，上司の異動や本人の病状が悪化するなど，状況の変化によりプランの変更を余儀なくされることもあります。本人の病状が悪化することで，自

殺などのリスクが高まったような場合，どのようなルートで連絡を取り合うかなどは事前に決めておくとよいでしょう。

> 第7ステップ：フォローアップと目標やプランの修正
> ・問題が解決するまで，フォローアップする。
> ・状況の変化に合わせて，当初の目標やプランを検討し，必要があれば再設定する。
> ・問題解決時には，コンサルテーションを振り返り，良かった点，今後に生かせる点について話し合う。

マネジメントコンサルテーションの最後のステップです。

部下がカウンセリングや医療機関につながった後も，上司とのコンサルテーションは継続していきます。この時点で，上司は役目を終えたような気がして，連絡が途絶えがちになりますが，当初の目標は職場の問題を解決することです。そのために，欠勤やミスなどの当初の問題が解決しているかどうかをフォローアップする必要があります。

マネジメントコンサルテーションは，当初問題となっていた業務上の支障がなくなった時，部下の異動や退職で上司との関係が終わる時などに終了します。その際に，コンサルテーション全体を振り返ることが重要です。うまく問題解決ができていたら，何が効果的なアプローチだったかを考えることで，今後同様の問題が生じた時の参考になります。うまくいかなかった点についても，きちんと振り返ることで同じ失敗を繰り返さないで済みます。

異動の場合は，新しい上司への引き継ぎをどうするかなどを検討しましょう。

カウンセラー「Aさんが精神科の受診をしてから1カ月経ちましたが，Aさんのお仕事ぶりなど，職場での様子はいかがですか」

相談者「休みはだいぶ減りましたが，まだ2週間に1日程度はあります。本人も突然休むと周囲に迷惑がかかることが良く理解できたようで，事前に休みを申請してくれるようになりましたので，仕事の調整もしやすく，周囲からの不満は聞かなくなりました」

カウンセラー「薬も効いて，Aさんは自分の体調をコントロールすること

ができてきたようですね。ミスに関してはどうですか」

相談者「ミスに関しては，かなり減りました。しかし，まだ十分ではない
　　ので，今は私がダブルチェックをするようにしています」

カウンセラー「今のところは快方に向かっていますね。6カ月以内に休み
　　をゼロにするためにも，今のペースを守っていきましょう」

　上司から職場での状態をきくことで，病気の回復だけでなく，職務遂行能力の回復を把握することができます。状態の改善が見られないなど，問題が生じた場合は，目標やプランが適切でなかったか，何か想定外の問題が生じていないかなどを検討して，プランを修正しましょう。

4．マネジメントコンサルテーションのポイント

　マネジメントコンサルテーションの流れと対応の一例をご紹介しましたが，読者の皆さんの中には，通常のカウンセリングと違う点が多く，驚いた方もいるのではないでしょうか。コンサルテーションとは，コンサルタントから助言を受け，相談者自身が問題解決のための行動がとれるように援助することです。そのため，来談者中心療法や傾聴を重んじるやり方に慣れたカウンセラーなどは，指示的な関わり方に違和感があるかもしれません。スクールカウンセラーは，担任の先生に子どもへの関わり方をアドバイスすることがありますが，これと近い感覚です。

　最後に，マネジメントコンサルテーションを行う上で，留意すべき点について紹介します。

①相談者である上司を労い，勇気づける

　部下に関する相談の場合，メンタルヘルス不調をきたしている部下の状態に関心が向きがちですが，上司もまた悩み，困っているから相談に来たということを忘れてはなりません。部下がうつ病などのメンタルヘルス不調に陥った場合，上司は，サポート不足や指導方法が間違っていたなど，自分の管理能力に問題があったと感じ，傷ついていることも多いです。

　まずは，相談に来てくれたことや部下のために行動を起こしてくれたことを労いましょう。そして，一緒に問題を解決していくチーム（味方）であることを伝え，勇気づけましょう。

②上司自身が問題解決できるように援助する

　コンサルテーションには，上記に示したほかにもう１つ目的があります。今回の問題解決を通して，次に類似の問題が起きた時に，自力で解決できるように相談者の成長を援助することです。そのため，アドバイスをし過ぎることで，相談者が自分で考える力を阻害しないようにすることが大切です。

　上司が問題解決の方法を習得することで，カウンセラーだけで不調者の対応をするよりも，より早く，より多くの人を支援できるようになります。さらに，カウンセラーの役割を理解する人を増やすことにつながり，私たちも働きやすくなります。

③相談者のニーズや希望を反映して目標設定をする

　マネジメントコンサルテーションでは，カウンセラーが直接問題解決を行わず，上司を通して部下に働きかけます。そのため，上司が思うように動かないことに，カウンセラーが焦燥感を抱いたり，もっとこうあるべきだ！というカウンセラーの理想を押し付けたりしないように気を付けましょう。

　カウンセリングでもそうですが，相談者と私たちは別の人間です。同じ考えを持たせることや，相手を操作することはできないということを理解しましょう。正しいことを主張していても，相手の努力を否定するような方法で意見をつきつけられれば，受け入れがたい気持ちになります。

　相手のニーズを尊重することで，別の問題が生じるようなリスクがあれば相手がそれに気づくような質問を投げかけてみましょう。

　たとえば，欠勤が多い部下に対して，休んだことで業務の支障が生じないよう，あらかじめ業務量や質などの負担を大幅に軽減しているような場合があります。

　「○○さんに負担がかからないように配慮していらっしゃったのですね。ただ，この状態がだいぶ長引いているので，○○さんのために負荷が増えている他の部下の方はどのように感じているでしょう。不満などは出ていませんか」と問いかけることで，不調を抱える部下だけでなく，部下全体の問題やマネジメントに目をむけるように導きます。

④守秘義務と情報共有のバランスを取る

　産業領域におけるカウンセラーの守秘義務は，個人開業のカウンセラーや医療機関で働くカウンセラーとは少し異なります。産業領域における守秘義務については，コラム（次頁）をご参照ください。

コラム　人事・管理職相談における守秘義務と情報開示

　個人相談における守秘義務と情報開示については，第2章第Ⅳ節で詳しく述べていますが，人事・管理職相談の際の守秘義務はどのようになるでしょうか。

　基本的には，個人相談と同様に相談者の秘密が守られます。すなわち，どの管理職が相談に来ているか，どのような内容の相談をしたかは本人の許可なしには開示されません。たとえば，管理職相談で問題になっていた部下が，偶然自主相談でカウンセリングを受けていたような場合，双方に対して秘密を守る義務があります。「上司（部下）の○○さんも相談に来ていますよね？」と質問されてもそれには答えません。

　しかし，管理職相談と並行して部下がカウンセリングを受けにきたような場合などは，上司が感じている職場の問題と解決目標に合わせて部下の面談を進めた方が，効果が上がりやすいこともあります。このような場合は，上司，部下の双方に対して，情報を共有することの同意を得ましょう。情報開示する際は，下記の点について明らかにした上で，同意を得るとよいでしょう。口頭での承諾でも構いませんが，書面で同意を得ることでクライエントの安心感が高まることもあります。

　①目的：何のために（例：業務の負荷を調整するために）
　②対象：情報を開示する相手（例：上司の○○さんに）
　③内容：何について（例：現在の職務遂行能力についてと業務負荷の調整
　　の必要性について）

　開示する内容については，病名も含めてどのように伝えるか，クライエントに確認しましょう。「このように伝えますがよいですか？」とできるだけ具体的に，表現についても確認することで，カウンセラーとの信頼関係も深まります。

　また，一度情報開示に同意したものの，いつまで自分の情報が開示されるのか，不安になるクライエントもいます。情報開示の期限を明確にすることでこれらの不安を解消するとともに，トラブルの防止になります。たとえば

「相談の終了日をもってこの同意についても無効とする」「同意の日より1年間」などと記載しておくとよいでしょう。

　守秘義務とは，情報が漏れることによって不利益を被ることがないように，クライエントを守るためにあります。その目的を忘れて，頑なに秘密を守ることで，いつまでも職場の問題を長引かせるようなことや，人命にかかわるような事態を引き起こさないようにしましょう。

人事部からの依頼を受ける（組織介入）

　産業領域で仕事をしていると，人事労務担当者や，時に経営者からも相談を受けることがあります。これらの相談は，マネジメントコンサルテーションと似ていますが，起きている問題がより深刻であることや，企業・組織全体に影響を及ぼすようなケースであり，その背景に人間の心理的な問題が関係していることが特徴です。最近では，メンタルヘルス不調の問題対処や予防からさらに進んで，組織の活性化，従業員のモチベーションアップといったニーズも出てきました。このような依頼では，カウンセリングの知識に留まらず，広く心理学の知識が必要とされます。

　人事部からの依頼はさまざまなケースがありますが，この章では，企業・組織に関わっているカウンセラーが遭遇する可能性が高い，ストレスチェックの集団分析や職場環境改善，ハラスメントケースへの対応，惨事ケアを取り上げます。そして，企業・組織全体に関わるような問題を扱う場合に必要なスキルとして，その企業・組織を見立てる力についても紹介します。

I　企業・組織の見立て

1．企業・組織と個人の問題との関係

　家庭内の問題が，不登校といった子どもの行動や体調不良に影響を与えることがあるのと同様に，職場の問題が従業員のメンタルヘルス不調という形で顕在化することもあります。

　みなさんも，従業員のカウンセリングをしていて，特定の部署からの相談者が多いといったことに気づくことはありませんか。

　一人ひとりの従業員と彼らを取り巻く環境との関係は，図1のようになっており，それぞれの層が互いに影響し合っています。個人の問題が職場に及ぼす影響とともに，環境が個人に及ぼす影響についてとらえることも重要です。このような個人と環境との関係を次の視点で見てみましょう。

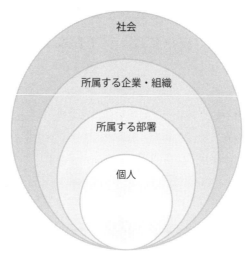

図1　従業員を取り巻く環境（三浦ほか，2013）

①その企業・組織の社会的な位置づけ

　その企業・組織が，文化や経済的な側面で社会的な影響力が大きい，衰退しつつある業種であることやブラック企業といったよくないイメージを持たれているなど，社会的にどのような位置づけにあるかによって所属する従業員にも影響が生じます。社会経済的にネガティブなイメージがあると，その集団に帰属していることで将来への不安や劣等感を抱くこともあります。

②その部署の企業・組織における位置づけ（生産性に対する影響力の大きさ，将来性など）

　部署の単位でも同じです。会社の主要商品を扱うような部門と，廃止を検討中の商品を扱うような部門では，部員のモチベーションの持ち方も変わってきます。また，部門間の対立があるような部署は，組織内での対人関係にストレスを感じることも多くなります。

③その部署におけるクライエントの位置づけ

　さらに，その部署でクライエントが必要とされている人物なのか否かなど，クライエントがその組織にとってどのような影響力を持っているかを把握することも重要です。

2．組織の問題の現れ方

　従業員がメンタルヘルス不調になる原因は，個人ではなく，所属している企業・組織そのものにある場合も考えられます。その場合，個人への介入だけでは根本的な解決に至らないことも多く，いくら支援してもメンタルヘルス不調を繰り返したり，次々と不調者が出たりすることでカウンセラーが無力感におそわれることもあります。このような場合は，組織への介入をすることで問題の根本的な解決・予防につなげることができます。

　組織的な問題が存在する場合，次のような状況が起こりやすくなります。

①特定の部署から不調者や休職者が続出している。
②特定の生産工程でのみ，労災事故が頻発する。
③ある部署に配属されると，社員がすぐに辞めてしまう。
④ストレスチェックの結果，特定の部署から高ストレス者が多数出た。

　この章では，企業・組織の見立て方，問題点の把握のしかたを紹介します。

3．企業・組織の見立て方

　個人との関わりが多いカウンセラーにとって，組織の見立ては特別な知識がないとできないものと感じることもあるでしょう。また，社会人経験のないカウンセラーの場合，職業経験がないとできないような高度なスキルと敬遠してしまうかもしれません。

　しかし，"家族や集団の力動"というといかがですか。少し身近に感じるのではないでしょうか。家族，学校，コミュニティといったものに置き換えてみると，企業や組織の仕組みもわかりやすくなります。

　企業・組織は一つひとつの部署の集まりであり，部署はさらに小さなグループの集まりで成り立っています。そして，個々の集団は仕事を通してつながっています。組織を理解する第一歩として，人事労務担当者経由で会社案内や組織図, 職務分掌表といった公式な文書を見せてもらうとよいでしょう。さらに管理職ヒアリングの実施が可能であれば，各部署の仕事内容や特徴を教えてもらうとともに, カウンセラーを知ってもらえる機会になるでしょう。製造業ならば製造現場を見学することも，そこで働く人々の職務内容を理解する上で重要です。これらをお願いする際は，相手の負担が大きくならない

表1　組織の見立て方

方法	得られる情報
HP を通して情報収集する	沿革，会社の概要，経営方針，人材育成の方針など
新聞や四季報で情報収集する	経営状態，業界内の位置づけ，人員の変遷など
社内を見学する	雰囲気，明るさ，掲示物の内容など
社員を観察する	ことばづかい，挨拶やコミュニケーションの様子，表情，服装，オフィスのレイアウトなど
近隣を歩いてみる	どんな地域にあるのか，地域とのかかわり，従業員がよく利用する商店など

表2　組織のアセスメントに役立つ項目

項目	詳細
この企業・組織の仕事内容	業種，沿革，業績など
この部署の仕事内容	担当業務，部門の成績や評価
この組織における恒常的なストレス要因	仕事の量や質，多忙な時期，作業環境などの物理的な問題や，他部署との軋轢が多いなど，企業・組織内での位置づけや重要度
最近発生したストレス要因	組織変更，部門長の交代，人事異動，リストラ，移転といった職場の変化。休職者，不調者，離職者といった人的変化
ストレス要因に対する今までの対処とその効果	把握している問題と，それに対する働きかけの経緯や効果
ハラスメントを含む人間関係の問題の有無	把握している問題と，それに対する働きかけの経緯や効果
この部署のコミュニケーション	よく利用されるコミュニケーションツール等

ように，時期や状況に配慮することは言うまでもありません。

　もし，契約上の問題でこれらが難しい場合には表1のような把握の仕方が可能です。

　4．組織のアセスメント項目
　個人のアセスメントと異なり，組織をアセスメントする場合の共通の方法はまだ存在しませんが，表2のような項目（質問）は，組織の状態を理解するために役立ちます。

II　ストレスチェックの集団分析と職場環境改善

1．ストレスチェックの集団分析

2015年にストレスチェックの実施が法制化されましたが，現段階ではストレスチェックの結果を職場ごとに集団分析をすることについては，努力義務であり，必ずしも実施しなければならないものではありません。ですが，企業・組織を見立てるためには非常に有効なデータです。ここでは，集団分析の結果を有効活用し，職場の環境改善に結び付ける方法を紹介します。

まずは，ストレスチェックの集団分析が省令や指針でどのように定められているかを見てみましょう。

> ■省令
> 第52条の14　事業者は，検査を行った場合は，当該検査を行った医師等に，当該検査の結果を当該事業所の当該部署に所属する労働者の集団その他の一定規模の集団ごとに集計させ，その結果について分析させるように努めなければならない。
> 2．事業者は，前項の分析の結果を勘案し，その必要があると認めるときは，当該集団の労働者の事情を考慮して，当該集団の労働者の心理的な負担を軽減するための適切な措置を講ずるように努めなければならない。

> ■通達
> 「一定規模の集団」とは，職場環境を共有し，かつ業務内容について一定のまとまりをもった部，課などの集団であり，具体的に集計・分析を行う集団の単位は，事業者が当該事業場の実態に応じて判断するものとすること。

> ■指針
> ストレスチェック結果に基づく集団ごとの集計・分析及び職場環境の改善
> （1）集団ごとの集計・分析の結果を事業者に提供するにあたっては，当該集団の労働者個人の同意を取得する必要はない。ただし，集計・分析

　　の単位が少人数である場合には，当該集団の個々の労働者が特定され，
　　当該労働者個人のストレスチェック結果を把握することが可能となる
　　おそれがあることから，集団・分析の単位が10人を下回る場合には，
　　集計・分析の対象となる全ての労働者の同意を取得しない限り，事業者
　　に集計・分析の結果を提供してはならないものとする。ただし，個々の
　　労働者が特定されるおそれのない方法で集計・分析を実施した場合には
　　この限りではない。

（2）事業者は，ストレスチェック結果の集団ごとの集計・分析結果に基
　　づき適切な措置を講ずるにあたって，実施者又は実施者と連携したその
　　他の医師，保健師，歯科医師，看護師もしくは精神保健福祉士又は公認
　　心理師，産業カウンセラーもしくは臨床心理士等の心理職から，措置に
　　関する意見を聴き，または助言を受けることが望ましい。

・　また，事業者が措置の内容を検討するに当たっては，ストレスチェック
　　結果を集団ごとに集計・分析した結果だけではなく，管理監督者による
　　日常の職場管理で得られた情報，労働者からの意見聴取で得られた情報
　　及び産業保健スタッフによる職場巡視で得られた情報等も勘案して職
　　場環境を評価するとともに，勤務形態又は職場組織の見直し等の様々な
　　観点から職場環境を改善するための必要な措置を講ずることが望まし
　　い。このため，事業者は，次に掲げる事項に留意することが望ましい。

①産業保健スタッフから管理監督者に対し職場環境を改善するための助
　　言を行わせ，産業保健スタッフ及び管理監督者が協力しながら改善を図
　　らせること。

②管理監督者に，労働者の勤務状況を日常的に把握させ，個々の労働者
　　に過度な長時間労働，疲労，ストレス又は責任等が生じないようにする
　　等，労働者の能力，適性及び職務内容に合わせた配慮を行わせること。

・　集団ごとの集計・分析を行った場合には，その結果に基づき，記録を作
　　成し，これを5年間保存することが望ましい。

　　省令および指針によると，「集団ごとの集計・分析を行うのは，実施者と連
携した専門職が行える」とあり，その結果を産業保健スタッフが管理監督者
に対して，職場環境改善のための提案を行い，協力して職場環境改善に努め

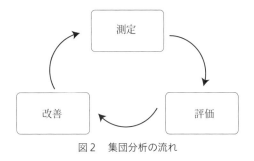

図２　集団分析の流れ

るようにと書かれています。さらに，集団ごとの集計・分析には，ストレスチェックのデータだけでなく，日常的な職場巡視，労働者からのヒアリングから得られた情報と統合することが望ましいとされています。

　すなわち，ストレスチェックの結果から職場環境改善に結び付ける業務は産業領域で働く心理職が力を発揮できるものであると言えるでしょう。ここでは，心理職としてどのような関わりができるのかを検討してみましょう。

　２．集団ごとの集計・分析の流れ

　集団分析の流れは，図２に示したように測定し，その結果を分析，評価し，改善につなげ，その改善の結果どのように変化したかを測定するというサイクルになっています。

　このサイクルが機能するためには，何を測定して，どの部分を分析・評価し，どのように改善につなげるのか，という計画がしっかりと立てられていることが重要です。

①計画を立てる

　Ａ）何を知りたいのかを明確にする：ストレスチェックの結果をやみくもに分析しても，大量のデータを扱いきれずに持て余してしまうことになります。最初に，測定によってどんなデータを収集するのかを決めます。

　まずは，報告する相手にヒアリングをして，どのような課題を感じているのかを聴き取りましょう。

　たとえば，ある職場では，若手のメンタルヘルス不調者が多く，３年以内の離職者が多い。これは若者に共通の問題なのか，職場に問題があるのか。また，営業拠点が多く，拠点によって職場環境が大きく異なる。従業員の中でも「あの職場に配属されたらつぶされる」というような噂が広まっている

など，職場が抱えている課題や人事労務担当者や経営者が持っている印象の原因を探ったり裏付けたりすることで，課題の解決に結び付けることができます。

　B）分析に必要なデータを準備する：ヒアリングが終わったら，要望に合わせた分析をするために必要なデータを準備します。若手の不調の原因について知りたいならば，年齢や勤続年数は必須です。営業拠点の差異を見るならば，比較可能なサイズに拠点を集団化する必要があります。年齢のデータがなければ，年齢による比較検討をすることができません。当たり前のことのようですが，分析を始めてから，これをきいておけばよかったと後悔することがないように，しっかり準備しておきましょう。その他，勤務地，役職，性別，残業時間など，さまざまな切り口がありますが，全てを見ようとすると問題が拡散しがちです。時々，データを分析することに夢中になるあまり，ありとあらゆるデータを集計した結果，辞書のような分厚い報告書になってしまうことがあります。多すぎる情報はかえって報告を受ける相手の負担になり，興味を削ぐことになります。あくまでも調査の目的を見失わないようにしましょう。

　C）分析の方法を検討する：データを分析する上で，どのような方法が適しているのかを検討します。集団ごとの結果を比較するならば単純に棒グラフで表すこともできますが，t検定や分散分析まで行えば，有意差の有無が出せます。また，ストレスが高い職場においてストレスと要因との関連を見るときに，相関関係を求めて，関連があることを示す程度でよいのか，因果関係の方向性を見るために，共分散構造分析まで用いるのかなど，どこまでの精度でデータを出すかによって分析方法も異なります。集団分析の業務においては，カウンセラーという枠組みを超えて，心理の専門家としての知識や技術が必要とされます。どの程度のデータを求められているのかによりますが，自分の知識やスキルと合わせてより現実的な方法を検討すると良いでしょう。

②ストレスチェックの結果と日常の業務で把握した情報とを統合する

　個人の見立てにおいて，心理テストの結果だけでその人を判断することはなく，成育歴や学歴，職業といった情報や，外見や言動から得られた情報を合わせて，その人となりを把握していきます。集団に関しても同様です。部署であれば，どのような経緯でできた部署なのか，どのような業務内容や人

員構成なのか，またヒアリングなどで直接話を聴いたものとデータとを合わせて，集団を見立てることが重要です。ストレスチェックの結果とその他の情報とに齟齬が生じている場合は，調査回答の信憑性や，何らかの変化が最近生じたなど，その理由を追究することが必要です。いずれにしても，一つの調査結果でその集団の全てを把握することはできない，ということを念頭に置いておきましょう。

　また，ストレスチェックの多くが自記式の質問紙調査です。質問紙調査は多くの人に対して，比較的安価で調査できるのが利点ですが，回答が主観に基づくため，客観性に欠ける点や，虚偽の回答をすることも可能であるのが課題です。これらの特性と限界をよく理解して，調査結果を鵜のみにせず，他の指標と照合しながら分析をすすめましょう。

　たとえば，職業性ストレス簡易調査票は，コンパクトに仕事上のストレス要因，緩衝要因，心身の健康度が測定できる尺度ですが，私生活でのストレスに関しては，測定していません。また，虚偽の回答を発見するための質問項目を入れると質問数が膨大になってしまうため，これらも入っていません。もし，ストレス要因が全く見当たらないのに，心身のストレス度が高い場合は，職場以外のストレス要因が存在する可能性があり，ストレス要因が明確に存在するのに，ストレス反応が出ていない場合は，正直に回答していないか，何らかの支援など緩衝要因が存在する可能性があります。ストレス反応の結果に影響を与えた要因は何か？というように分析を深めていきます。

③集団集計・分析の結果をまとめる

　集計・分析を実施したら，その結果を報告書にまとめます。報告書は，文章だけでなく，グラフや図を用いるなどの工夫が必要です。職業性ストレス簡易調査票を用いると，図３のような形で結果を出すことができます。

　さらに，集団ごとの総合健康リスクを棒グラフで比較することや，当該集団の健康リスクの経年変化を折れ線グラフで示すなど，いろいろ工夫をしましょう。

　この段階での留意点は，集団分析の結果は平均値で表示されることが多いことですが，平均値が実態を正確に表しているわけではありません。たとえば，ストレスが極端に高い人と低い人が同程度にいるＡ部署と，中程度のストレスを感じている人が集まっているＢ部署は，平均値では同程度のストレスを感じていることになります。しかし，Ａ部署は部署内で仕事の量や質的

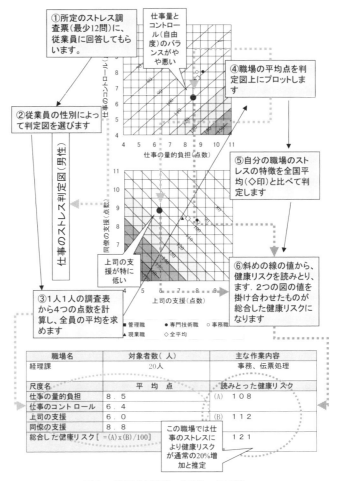

図3　集団分析報告（下光，2002）

な負荷が一部の人に偏っていたり，部員の能力にバラつきが大きすぎたりなど，部内の調和がとれておらず，職場環境改善が必要な部署であるという可能性を見逃すかもしれません。まずは，データの分布（バラつき度合い）を見ることから始めましょう。その上で，バラつきが大きい場合，なぜそうなっているのかを考えてみましょう。

　いくつかの集団を比較することで，課題が明確になることもあります。たとえば，同じ業務内容にもかかわらず，2つの部署の結果に大きな差異がみ

られるときは，何が違うのか，要因を探ることで職場環境改善のヒントが見つかります。このように，良好な結果にも注目してみましょう。

　分析結果の報告を通して，自分たちが所属している集団について関心を持ち，話し合いをする機会をつくることが報告の大きな役割です。結果が悪い集団をピックアップすることや，原因や責任を追及するためのものではないことを忘れないようにしましょう。

④集団集計・分析の結果を伝える

　集団ごとの集計・分析結果を伝える際は，さまざまな配慮が必要です。部署ごとの結果を管理監督者に伝える時，「通知表を受け取るようで緊張する」とよく言われます。管理監督者にとって自分の部下がストレスを溜めているという結果は，自分の管理能力の欠如を指摘されたような気持ちになることもあるでしょう。そのような感情を持ってしまうと，次回は結果が良くなるように「悪い回答をしないように」と部下にプレッシャーをかけてしまうようなことになりかねません。結果に関する十分な説明を行うとともに，管理監督者へのサポートを行うことで，その職場の環境改善に取り組めるようにサポートすることも私たちカウンセラーができることでしょう。

⑤職場ごとの改善提案に結び付ける

　職場環境改善の必要性はわかっていても，何から手を付けてよいかわからない，という管理監督者もいるでしょう。単にストレスチェックの結果を伝えるだけでなく，改善のためのアドバイスを合わせて伝えることが重要です。厚生労働省でも『職場環境改善マニュアル』などの資料を提供していますので，これらを参考にしてみましょう。

⑥管理監督者と連携しながら職場環境改善を推進する

　集団集計・分析の結果を職場環境改善にむすびつけるためには，管理監督者との連携が欠かせません。連携については第1章に，問題解決のステップは第3章第Ⅱ節のマネジメントコンサルテーションの部分で紹介していますのでご参照ください。

Ⅲ　ハラスメント

1．ハラスメントへの対応

産業領域におけるカウンセリングでは，職場内の対人関係の問題も多く寄

せられます。対人関係の中でもハラスメントに該当するような問題に遭遇することも少なくありません。厚生労働省による平成 30（2018）年度「過労死等の労災補償状況」報告によると，精神障害により労災認定されたケースのうち，セクシャルハラスメントと，（ひどい）嫌がらせ，いじめ，暴行を受けたというハラスメントに該当するものの割合は，上司や同僚・部下との対人トラブルに次いで 2 位にあたります。

　企業・組織内でハラスメントの問題が生じた際，カウンセラーが被害者や行為者の面談を依頼されることもあります。そのような依頼に対して適切に対処するために押さえておきたい知識や，方法を紹介します。

　2．ハラスメントとは

　ハラスメントとは，いろいろな場面での嫌がらせやいじめを言います。他者に対する発言や行動が，本人の意図には関係なく，相手を不快にさせたり，尊厳を傷つけたり，不利益を与えたり，脅威を与えたりすることをこう呼びます。

　ハラスメントにはさまざまな種類がありますが，ここでは職場で遭遇する頻度が高く，2020 年 6 月 1 日よりハラスメント防止対策が強化された，パワーハラスメントとセクシャルハラスメント，妊娠・出産・育児休業等に関するハラスメントの定義をご紹介します。

職場のパワーハラスメントの定義（「事業主が職場における優越的な関係を背景とした言動に起因する問題に関して雇用管理上講ずべき措置等についての指針」より）

職場において行われる①優越的な関係を背景にした言動であって，②業務上必要かつ相当な範囲を超えたものにより，③労働者の就業環境が害されるものであり，①〜③までの要素を全て満たすものをいう。

※客観的にみて，業務上必要かつ相当な範囲で行われる適正な業務指示や指導については該当しない。

職場のセクシャルハラスメントの定義

　職場において行われる，労働者の意に反する性的な言動による労働者の対応により，その労働者が労働条件について不利益を受けたり，性的な言動により就業環境が害されること。

職場における「妊娠，出産，育児休業等に関するハラスメントの定義

　職場において行われる，上司・同僚からの言動（妊娠・出産したこと，育児休業等の利用に関する言動）により，妊娠・出産した女性労働者や育児休業等を申出・取得した男女労働者の就業環境が害されること。

　定義の中の職場とは，事務所内に限らず広く業務を遂行する場所のことで，出張先，顧客先，移動中の乗り物内なども含みます。また，就業時間外であっても，接待や会社の忘年会のような宴会の場合は職場に該当することがあります。テレワークの増加に伴い，オンライン上のやり取りにおいてもハラスメントは発生します。

　また，労働者とは正規労働者だけでなく，非正規労働者を含む事業主が雇用する労働者すべてを含みます。派遣労働者に関しては，派遣元，派遣先ともに規定が適用されます。

　3．ハラスメント関連の法律

　ハラスメント問題への対処については，法律との関係が深くなります。表3は，ハラスメントと関連のある法律です。2020年の労働施策総合推進法の改正に伴い，国に施策に「職場における労働者の就業環境を害する言動に起因する問題の解決の促進」（ハラスメント対策）が明記されました。それによってパワーハラスメント防止措置が事業主の義務となり，事業主・労働者の責務として法律上明確化されました。

【事業主の責務】
・職場におけるパワーハラスメントを行ってはならないこと等これに起因する問題に対する労働者の関心と理解を深めること。
・その雇用する労働者が他の労働者に対する言動に必要な注意を払うよう研修を実施する等，必要な配慮を行うこと。

表 3　ハラスメントと関連法令

項目	根拠法令
パワーハラスメント	労働施策総合推進法第 30 条の 2
セクシャルハラスメント	男女雇用機会均等法第 11 条
妊娠，出産に関するハラスメント	男女雇用機会均等法第 11 条の 2
育児，介護に関するハラスメント	育児・介護休業法第 25 条

・事業主自身がハラスメント問題に関する関心と理解を深め，労働者に対する言動に必要な注意を払うこと。

【労働者の責務】

・ハラスメント問題に関する関心と理解を深め，他の労働者に対する言動に注意を払うこと。

・事業主の講ずる雇用管理上の措置に協力すること。

【職場におけるハラスメントの防止のために構ずべき措置】（出典：厚生労働省「あかるい職場応援団」

①ハラスメントの内容，方針等の明確化と周知・啓発

②行為者への厳正な対処方針・内容の規定化と周知・啓発

③相談窓口の設置

④相談に対する適切な対応

⑤事実関係の迅速かつ正確な確認

⑥被害者に対する適正な配慮の措置の実施

⑦行為者に対する適正な措置の実施

⑧再発予防措置の実施

⑨業務体制の整備など，事業主や妊娠等した労働者等の実情に応じた必要な措置

⑩当事者などのプライバシー保護のための措置の実施と周知

⑪相談，協力等を理由に不利益な取り扱いを行ってはならない旨の定めと周知・啓発

　義務とは，これらの全ての措置を必ず講じなければならないことです。

　法律の改訂とともに，ハラスメントの判断基準や求められる対応も異なってきますので，関連法令の改変については，動向に注意して情報を更新する

ようにしましょう。

　4．ハラスメント被害者への対応
　ハラスメント対応の依頼の中で，もっとも多いのがハラスメントを受けた被害者へのヒアリングやカウンセリングでしょう。ハラスメント被害者へのヒアリングは，通常のカウンセリングとは異なりますので，注意が必要です。
　ここでは，ハラスメントを受けた人の心理や被害者に生じる心身の反応を理解し，適切に対応できるようにヒアリングの進め方や注意点を紹介します。
①被害者の心理
　ハラスメントの被害を受けた人（被害者）が陥る心理状態には次のような特徴があります。
　1）不安や恐怖：また被害にあうのではという恐怖を感じている。
　2）自責，羞恥心：自分にも非があると感じている。
　3）人間不信：誰も信じられない。自分が責められるのではと恐れる。
　4）孤独：誰にも話せず孤独を感じる。
　5）回避：被害にあった場所を避けたくなる。
　このような心理状態では，心身の健康状態や行動にも影響が生じます。
②被害者に生じやすい症状
　1）不眠，食欲不振，極度の緊張による頭痛等，体の痛みがある。
　2）気分が変わりやすく，発言が二転三転する。
　3）仕事が手につかなくなる。
　4）休みがちになる。
　5）些細な刺激にも驚くなど，過覚醒の状態になる。
　6）フラッシュバックまたは事件当時の記憶がなくなる。
　このように，極度の緊張や不安など強い感情にさらされるため，心身の健康を害することがあります。また，被害にあった場所を避けるため，仕事を休みがちになり，退職せざるを得ない状況になることもあります。
　また，言動が不安定になるために被害者の方に問題があるのではないかと誤解され，さらに傷つくような事態が起きることもあります。
③被害者ヒアリングの心得
　このような被害者の状態を理解した上で，ヒアリングに臨むことが大切です。

1）相手を尊重して，信頼関係を構築する。

2）大変な体験をしたという辛さに共感する。

3）自分の主観を挟まず，事実を確認する。

4）一度に全てをきき出そうとせず，相手のペースに合わせる。

5）相手の希望を確認しつつも，処分などは確約できないことをきちんと伝える。

6）過度に感情移入をしない。

　基本的には通常のカウンセリングと同じですが，相手を受容し，共感しつつも，事実を確認する点や，処分に関することなどカウンセラーの独断では答えられないことも多いので，注意が必要です。

④ヒアリングの準備

　場所

・プライバシーが守られている。

・静かで人の出入りが無く，落ち着いて話せる。

・リラックスして話せるような机や椅子の配置。

　その他

・ヒアリングの日程は前もって決め，相手に伝えておく。

・ヒアリングは聞き手2人組で行うことが望ましい。

・ヒアリングの時間は60分前後とする。

⑤ヒアリングの流れ

　1）雰囲気づくり：余裕を持ってヒアリングの場所に行き，温度や明るさなど室内環境を快適に整えてから来談者を温かく迎え入れます。セクシャルハラスメントの場合は，同性がヒアリングする，相手との距離を広めにするなどの配慮をしましょう。また，私たちの表情や声にも気を配りましょう。

　2）秘密保持と不利益がないことの保証：通常のカウンセリングでも守秘義務についての説明は行いますが，ハラスメント被害者のヒアリングでは，秘密がどの程度守られるのかを特に明確に説明する必要があります。ハラスメントの案件として扱われる場合，情報を共有する必要が生じます。もしその中に行為者と懇意にしている人がいるような場合，被害者はその情報が行為者に漏れて，仕返しなどの不利益を被る恐れがあるのではないかと脅威を感じるでしょう。ハラスメントのヒアリングにおいては，誰がどの情報を知ることになるのかは明確にしておきましょう。

　そして，被害者が不利益と感じるようなことは何かを把握しておくことも重要です。ハラスメントの案件では，良かれと思って，被害者を他部門に異動させるような決定がなされることがありますが，往々にして被害者から苦情が寄せられます。被害者としては，「自分はこの部署や仕事が好きなのに，なぜ異動させられるのか」「なぜ被害者の私が環境を変えられるのか」といった不満を感じるものです。不利益というのは，個人によって受け取り方が違います。その人にとって，何が大切で，何を不利益と感じるのかを把握するために，十分なコミュニケーションをとりましょう。

　3）事実の聴取：事実の聴取について，聴き取るポイントは以下のような項目です。しかし，ハラスメントの被害者は，すらすらと事実関係を説明できる精神状態とは限りません。思い出したくないこと，口にするのもつらい事実を他人に話すということは，とても苦痛を感じることです。相手のペースに合わせて，相手が話せることから自由に話してもらいましょう。その場合，何を聴き取れて，何がまだきけていないのかを整理するためにも，ヒアリングシートを作成しておくと良いでしょう。

　一般的に，ヒアリングで確認するのは，表4のような項目です。

・ハラスメントの状況：できる限り具体的な情報を聴き取ります。メールやSNS等のやりとりなどは，記録が残っているかどうか確認しましょう。現在の状況については，今はない，継続している，悪化しているなどを確認します。また，被害者の安全などリスクについても必ず確認しましょう。

・被害者の状態：ハラスメントがあった直後と現在の両方の状況についてききます。心身の健康状態を把握し，必要があればカウンセリングや医療機関への受診につなげることも大切です。「ハラスメントの被害にあった自分が恥ずかしくて消えてしまいたい」というような発言が出ることもありますが，このような場合は自殺のリスクについても確認します。

・被害者の対応：これをきく際は，被害者が責められているような印象を与えないように注意しましょう。被害者の心理で説明しましたが，ハラスメントの被害者は，自責の念に駆られていることが多いので，普段はなんともない一言が自分の非を咎めているように感じることがあります。たとえば「その時，いやだとはっきり言ったのですか？」という質問は「ちゃんと断るべきでしたね」と責められているようにも受け取れるのです。相手の表情が態度を見て，誤解が生じているような場合は，きちん

表4　ヒアリング項目

行為者に関する情報	氏名，部署名，被害者との関係
ハラスメントの状況	①日時，場所，具体的な内容 ②目撃者，証人の有無 ③問題が起こるまでの経緯 ④現在の状況（継続しているか否か） ⑤他に被害者がいるか
被害者の状態	①どのような気持ちになったか ②心身への影響 ③医療機関への受診の有無
被害者の対応	①相手に対してどのように対応したか ②誰かに相談したか
希望事項	どのような解決を望むのか

と説明しましょう。

・希望事項：申し立てをするかどうか，申し立てをした場合，相手への処分や自分の待遇に関するものだけではありません。関係者で情報を共有する際に秘密にしてほしい人や事柄の有無や今後の連絡の取り方などについても希望を確認しましょう。さらに，処分等については，必ずしも本人の希望が全てかなうとは限らないことは伝えましょう。

⑥ヒアリング記録の作成，保管

　記録については，図4のようなヒアリング記録シートを作成して保管すると良いでしょう。これらの記録はできる限り複製を作らないことが望ましいのですが，やむを得ず複製を作ったり，メール等で共有したりしなければならない場合は，厳重に注意しましょう。たとえば，複製には連番を付けて，どの番号をだれが所有しているかを記録しておきましょう。メールで共有する場合は，必ずパスワードをかけましょう。

　5．ハラスメント行為者への対応

①行為者の心理

　ハラスメントの行為者にはいくつかのタイプがあります。

　1）行為者が強いストレスを感じており，部下への対応が荒くなっている。

　2）行為者が上司から受けた指導を理想としており，昔の上司のやり方を踏襲している。

ハラスメント相談の記録

第　回 相談日時	年　　　月　　　　日（　　：　～　　：　　）
相談担当者	
相談者	氏名　　　　　　　　所属 　　　　　　　　　　　連絡先
行為者	氏名　　　　　　　　所属　　　　　　　　相談者との関係
問題行為	・いつ ・どこで ・どのように ・現在の状況 ・その他（他者に対しても同様の行動があるか）
相談者の 感情・対応	
第三者・目撃者	
他者への相談	・有　　氏名・関係等　　　　　　　　対応の内容 ・無
相談者の意向	①話を聴いてほしい　②事情を報告したい ③行為者の言動を止めさせてほしい　④行為者に謝罪をしてほしい ⑤行為者との接点をなくしたい（自分が異動・相手を異動） ⑥行為者の注意・警告をしてほしい　⑦その他
相談者の 心身の状況 リスクの有無	安全面の配慮，通勤，勤務中のリスクの有無，医療リファーの必要性など
相談者への対応 説明事項	
次回予定	年　　　月　　　　日（　　：　～　　：　　）
今後の対応	・こちらから連絡をする（日時：　　月　　日頃／方法：メール，電話，他　　　　） ・相談者連絡をする（日時：　　月　　日頃／方法：メール，電話，他　　　　） ・その他
相談者の確認	上記の内容について確認しました。記載された内容に間違いはありません。 　　　　　年　　　月　　　日 　　　　　　　　　　　　　　　氏名

図4　ハラスメント相談の記録用紙

　　3）ハラスメントに関しての知識がなく，自分の行為が問題だと気づいて
　　　いない。
　　4）自分の考えや指導方法が一番であり，その他のやり方や他人の気持ち
　　　を尊重していない。
②行為者への影響
　行為者の多くは，自分がハラスメントをしたという認識が欠如しており，
突然苦情を言われたように感じて，戸惑っているでしょう。思いもよらぬこ
とを言われて，納得いかないと感じているかもしれません。行為者として聴
取を受ける時点ですでに強いストレスを感じている可能性が高いので，行為
者ヒアリングの際は，このような行為者の心理も踏まえて対応しましょう。
　ハラスメントは，行為者にとってもキャリアに関わる重大な問題です。行
為によっては懲戒処分を受けることや，訴訟されることもあります。そうな
れば，その職場に勤務しづらくなることもあるでしょう。また，地域に密着
しているような職場では，ハラスメントの問題を起こしたことによって家族
にまで影響が及ぶこともあります。もしハラスメントを行ったのであれば，
ヒアリングを通して自分の言動や指導方法を振り返り，改善に向かうことが
できるような機会にすることを目指したいものです。
③行為者ヒアリングの流れ
　　1）行為者に面接の目的を説明し，同意を得る。
　　2）プライバシーが厳重に守られることを伝える。
　　3）事実について確認をする。
④行為者ヒアリングの留意点
　行為者ヒアリングに際しては，必ず被害者の同意を得るようにしましょう。
また，ヒアリングの日時等についても，被害者にあらかじめ伝えておくと良
いでしょう。ハラスメントの被害の申し立てがあったということが行為者に
伝わると，被害者に接触して当事者同士で解決しようとすることや，時には
口止めや，さらなる嫌がらせをしようとすることもあり，被害者の安全が脅
かされ，不安が高まることが予測されます。
　また，ヒアリングの時点で行為者を加害者や犯人と決め付けたり，悪人扱
いしたりする態度は慎みましょう。あくまでも中立的な立場で事実を確認し
ます。行為者の名誉や尊厳を傷つけず，十分な弁明の機会を与えるように配
慮します。

6．ヒアリング記録の作成，保管

　ハラスメントのヒアリングについては前述のように記録をとり，証拠などと一緒に保管します。ヒアリング内容は，相手に書面で示して確認してもらいましょう。できれば確認の押印やサインをもらうと良いでしょう。

　これらは人事記録として保管する目的だけでなく，今後同様の問題が発生した際の処分の参考資料にもなりますし，訴訟に発展したような場合にも必要になります。

　関係者の個人情報ですので，プライバシーに配慮し，厳重に保管します。案件対応中に作成した複写は，全て回収の上，確実に処分します。

7．ハラスメントの再発予防

　ハラスメント問題の当事者への対処が終わってしまうと，問題解決したように感じますが，その後のフォローや職場への介入が必要になります。

①フォローアップ

　ハラスメント問題が解決したあとに，噂が流れたことにより，加害者を擁護するような発言や，被害者を責めるような言動がとられ，結果的に被害者がその職場に居づらくなってしまうケースも少なくありません。いわゆるハラスメントの二次被害です。これらを防ぐためには，ハラスメントが発生しやすい職場環境そのものを改善することが必要です。

②職場の環境改善

　ハラスメントが発生した職場の特徴として，コミュニケーションが悪いことや，管理監督者や従業員がハラスメントに対する正しい知識を有していないことがあります。このような状態では，1つの案件に対処しても，次なるハラスメントが発生する恐れがあります。ハラスメントの再発予防のために，企業・組織がどのような対応をするべきかを検討しましょう。

　たとえば，ハラスメント防止研修の実施，コミュニケーションスキルアップの研修の実施による教育はもちろんのこと，ハラスメントが発生した部署のメンバーへのヒアリングを行い，環境が改善されているかを把握することも効果的です。さらに，管理監督者に対して，適切な指導を行うためのスキルを身に付ける目的で，コーチングやトレーニングを実施することも，ハラスメントの防止につながります。

Ⅳ　惨事ケア

1．惨事ケアとは

　大地震，津波，噴火，台風などの自然災害，工場などの職場で発生した労災事故，出張中の従業員がテロや交通事故に遭遇する，従業員の自殺や突然死といった痛ましい事態が発生してしまうことが少なくありません。このような出来事を惨事と呼びます。惨事は本人のみならず，周囲の人々にも大きな衝撃を与え，生産性の低下を招きます。回復までの期間が長引くことで，企業・組織の存続が脅かされることすらあります。

　また，リストラや企業の合併や事業所の閉鎖などの組織的な変化もやはり関係する人々に大きな衝撃を与えるという点で，同様のケアが必要になることがあります。

　実際に職場で惨事が発生した場合，関係者の心理的なケアを行う役割はカウンセラーに求められることが多いものの，カウンセラーでも惨事ケアのトレーニングを受けた人や，惨事ケアの経験が豊富な人は多くないと思います。

　そこで，ここでは惨事が発生した時，カウンセラーができる心理的なケアについて述べます。惨事の中でも社員の自殺について，プリベンション（予防）は第2章で，ポストベンションは第8章で詳しく紹介していますので，ご参照ください。この章では，自殺以外の大規模自然災害，事故，事件など比較的大きく，事業継続に影響を及ぼすような状況への介入について紹介いたします。ここでは，惨事が起こる前の準備，渦中の介入と事後の対応に分けて必要なアクションを説明します。

2．惨事ケアの事前準備

　事前準備としては，教育と体制づくり，体制の周知が主な活動です。過去の大震災の経験などから惨事ケアの重要性は認知されてきたものの，惨事における心のケア体制が整っている企業・組織は少ないです。その理由としては，企業・組織としてケアをすることの費用対効果が理解されていないことや，カウンセリングなどで辛い出来事を思い出すことによってかえって状態が悪化するのではないか，といった心配があげられます。

①啓発活動

　惨事ケアの必要性や効果について，対象別に日ごろから啓発活動（教育）をしておくことで，いざというときに対処しやすくなります。

　経営層：事業継続計画*の一環として，被災者の心理状態やそれによって起こる生産性の低下，二次災害などの影響を説明することで，惨事ケアの重要性について理解してもらえるように働きかけましょう。

　管理監督者層：ラインケア研修の中で，惨事による大きなストレスが従業員の心身の健康や，生産性に及ぼす影響について盛りこんでおくと効果的です。

　従業員全体：防災の日などのタイミングで会社の掲示板や，社内報等の広報のしくみを使って，啓発活動をしていくとよいでしょう。

②社内の体制づくり

　体制づくりに関しては，平時から惨事ケアに関係する部署と共同で事件が発生した際の対処計画を作成し，企業・組織の意思決定者から承認を得ておきます。計画の中で，対応チームのメンバーと役割分担を決定します。その後，企業・組織のトップの承認を得た後，従業員に周知しておきます。

③外部のネットワークづくり

　惨事ケアの経験やトラウマ治療の経験を持つ専門家のネットワークを構築しておくと，緊急時の紹介先として役立つでしょう。

　多くの事件や事故は突然発生します。そのため惨事が発生してから対処方法を検討するのでは，手遅れになりかねません。出来事が発生する前に準備をしておきましょう。

④資料作成

　惨事発生後に，従業員や家族に渡せるように，惨事に遭遇した場合に通常の反応として出現する症状や心理状態の説明，セルフケアに関する情報，専門家の助けが必要な場合の連絡先などを入れた資料を作成し，適宜情報を更

＊事業継続計画（BCP; Business Continuity Plan）とは：災害時に特定された重要業務が中断しないこと，また万一事業活動が中断した場合に目標復旧時間内に重要な機能を再開させ，業務中断に伴う顧客取引の競合他社への流出，マーケットシェアの低下，企業評価の低下などから企業を守るための経営戦略。バックアップシステムの整備，バックアップオフィスの確保，安否確認の迅速化，要員の確保，生産設備の代替などの対策を実施する。（内閣府）

新しておきましょう。

3．惨事が起きたら

　次に，惨事が発生した後の対応を紹介します。連絡を受けたら次のような順序で対応を開始します。これらのステップは，カウンセラーが主導的に進めることは少ないかもしれませんが，全体の流れを知っていることで，適切なアドバイスやサポートをすることが可能になります。

①出来事の深刻度を判断し，ケアの対象者を選定する

　被害の深刻度を判断する時には，死傷者の有無，人数，物損が什器なのか社屋なのかなど，被害の大きさと重篤さで判断します。被害が大きいほど，ケアの対象者も増えます。

　ケア対象者の選定の方法ですが，労災事故で死者が出たような場合，まずは事故現場に居合わせた人が対象になります。その中でも，救助や搬送など，被害者に接した人は，優先度が高いグループになります。次に現場に居合わせたが，直接は現状を目撃しなかった人，上司などその事故の責任を問われる立場の人，亡くなった社員と親しかった人，遺族対応や警察・マスコミ対応をした人なども対象になります。また，被害者とも事故とも無関係だが，メンタルヘルス不調を抱えている人がショックを受けていることもあるので，そのような人が相談できる先を告知することで，潜在的な対象者をケアすることができるでしょう。

②ケアの時期と方法を検討する

　発生直後：この時期は身体的な安全確保や治療が優先されます。惨事発生後1週間以内は自分の身に起こった事態が理解できず，錯乱や強い不安状態に陥る場合があります。被災後に生じる心身の不調や相談先などの対処に関する情報提供を行います。

　1週間〜1カ月：惨事後の処理やライフラインなどの確保に追われ，精神的な高揚感が続く一方で，生活の不安などから睡眠障害やストレス反応が生じる頃です。必要に応じて専門的なケアにつなぎます。

　1〜3カ月：生活が落ち着いてくる反面，落胆や，将来への不安を感じるとともに，緊張や疲労の蓄積から心身の不調を抱えやすい時期です。カウンセリングなど不安を軽減するような関わりが必要になります。

　主な惨事ケアの方法としては下記の2つが挙げられます。

緊急事態ストレスマネジメント（CISM; Critical Incident Stress Management）：危機的状態とそれに続く緊急事態によるストレスを予防し緩和するための統合された包括的な要素を併せもった組織的なアプローチ（Mitchell, J. T., & Every, G., 1993, 2001）です。しかし，そのプログラム中のデブリーフィングの効果に否定的なデータが発表され，現在では否定的な見解が一般的となっています。

サイコロジカルファーストエイド（PFA; Psychological First Aid）：CISMに代わり，大規模災害後の適切な初期介入として推奨されている方法です。

・支援の原則は Do Not Harm であり，災害で苦しんでいる人々をこれ以上傷つけないこと，本人のリソースをいかし，妨げないことです。

・支援を望まない人には押し付けず，求められればいつでも支援を提供します。

・時期は直後から，数日〜数週間後など災害の規模や特徴によって変わります。

・場所は安全と安心が確保され，個人の秘密と尊厳が担保できる場所を選びます。

③被災者の見立てを行う

　惨事の影響が大きい場合，医療機関への受診や治療的なカウンセリングが必要になることもあります。大地震や津波など被害者が多人数になるような状況では，ケア対象者に対して支援者が不足しがちです。このような場合は，心理的な外傷の重症度や緊急度によって，優先順位を決める（トリアージする）必要があります。表5にいくつかの症状評価尺度を紹介しています。尺度には自記式質問紙法と構造化面接法の2種類があります。自記式質問紙法は簡便ですが，精度は構造化面接には劣ります。しかし，構造化面接では評価時間がかかる点や被面接者の負担の大きさ，評価者のスキルによるばらつきなどの問題点などがあります。

　いずれの方法を行うにしても，質問に答えることによって惨事を思い出し，追体験をすることになります。利用の目的を明確にし，質問項目の表現に注意し，事前の説明や，事後のフォローなどを十分に行いましょう。

表 5　症状評価尺度

評価方法	特徴
IES-R；Impact of Event Scale Revised 出来事インパクト尺度	侵入症状，回避症状，過覚醒症状に分け，計22項目。心理検査として医療保険の適用が認められている。
PDS；Posttraumatic Stress Diagnostic Scale PTSD 診断尺度	DSM-Ⅳの診断基準に準拠して作成された成人用の自己報告式尺度。信頼性，妥当性が検討されている。
PTSS-10；Post-traumatic Symptom Scale 外傷後症状尺度	災害時の特異的なストレス症状を評価する。10項目に「あり」「なし」で回答する。簡便だが信頼性，妥当性は未検討。
CAPS；Clinical Administered PTSD Scale PTSD 臨床診断面接尺度	PTSD の 17 症状項目について，頻度と強度の両面から 5 段階で評価する。DSM-Ⅳの基準に合わせた CAPS-DX と CAPS-SX の 2 つの版がある。CAPS-DX は現在，障害の診断可能。CAPS-SX は面接時点から 1 週間前までを評価対象期間としている。実施には講習受講が義務付けられている。
SCID；Structurd Clinical Interview for DSM-Ⅳ DSM のための構造化臨床面接	DSM-Ⅳの PTSD 17 症状の有無のみを問う比較的簡便な方法。評価者の臨床経験により，評価がばらつく可能性あり。

4．惨事後の対処（フォローアップ）

　惨事ケアが終了し，事態が落ち着いてきたように見えても，支援をすぐに打ち切らないようにしましょう。大震災のような大規模災害の場合，ほんとうの意味で日常を取り戻すのには長い時間がかかります。しかし，多くの支援は時間の経過とともに縮小傾向をたどりがちです。しかしこのような経験をすると，6カ月以上経過してから PTSD の症状が出ることもあります。また，事件から 1 年後など，その日が近づくと，忘れていた出来事を思い出し，気分が不安定になるようなこともあります。その後の状況の確認連絡や声掛けなどを通して，カウンセリングを必要としている人が相談しやすくなるように工夫しましょう。

　研修などを通してストレスマネジメントの方法を紹介することで，セルフケアできるように働きかけることや，職場内でお互いのケアをできるような関わりを促進することも，効果的です。

5．ケア提供者のケア

　惨事ケアにおいて，ケアを提供する人たちをケアすることはとても重要です。支援活動前と，活動中，活動後にわけてケアの方法を紹介します。これらは，被災地に赴き，ボランティア活動をする人たちにも応用できます。

　活動前：惨事ケアをするにあたり，自分がどの程度落ち着いて取り組めるかを考えましょう。カウンセラー歴が比較的長い人でも，惨事ケアをすると，精神的に不安定になってしまうことがあります。心身の健康状態を見つめて，惨事ケアに耐えうる状態かを冷静に判断しましょう。企業・組織内部のカウンセラーの場合，自分自身も被災者であるという事態が発生します。職務にあたることが難しいと思ったときは，代わりのカウンセラーにリファーするなどの方法を取りましょう。

　活動中：活動中は悲惨な場面に遭遇したり，辛い話をきいたりすることで共感ストレスや疲労を感じます。自分のストレスレベルについて把握し，早めのケアをしましょう。ケア提供者同士で相談し合えるような体制を作り，長時間の労働や負荷が高いケアを一部の人が長期間にわたって担当しないよう，ローテーションを検討しましょう。

　活動後：心身の疲労を回復するための，休養やセルフケアを心がけましょう。スーパービジョンを受け，自分の気持ちを整理することは，カウンセリングの品質を維持するためにも重要です。カウンセラーが自らをケアするのは，自分自身のためばかりでなく，クライエントにより良い支援を提供するために欠かせないものであることを忘れずにいてください。

＊役立つ資料

・サイコロジカルファーストエイド　http://www.j-hits.org/psychological/

　ケアの詳細や，配布資料の内容などの情報が載っています。

文　　　献

ジェームス・M・オハー（2005）『EAP ハンドブック』フィスメック

Mitchell, J. T., & Every, G. (1993) Critical Incident Stress Management (Cism): A New Era and Standard of Care in Crisis Intervention. Chevron Pub.（飛鳥井望監訳・藤井厚子訳（2004）惨事ストレスケア―緊急事態ストレス管理の技法．誠信書房．）

Mitchell, J. T., & Every, G. (2001) Critical Incident Stress Debriefing: An Operations Manual for Cisd, Defusing and Other Group Crisis Intervention Services. Chevron Pub.（高橋祥

友訳（2002）緊急事態ストレス・PTSD 対応マニュアル―危機介入技法としてのディブリーフィング．金剛出版.）

三浦由美子・磯崎富士雄・深瀬砂織・斎藤壮士（2013）『産業領域で働く臨床心理士のために―見立てと連携編』東京臨床心理士会刊行

小澤康司（2009）「危機介入・支援に関する心理社会的アプローチについて―危機支援学の構築にむけて」立正大学心理学部研究紀要，7; 73-81.

下光輝一（2002）『職業性ストレス簡易調査票を用いたストレスの現状把握のためのマニュアル』厚生労働省

財団法人 21 世紀職業財団（2010）『新・相談対応マニュアル』

コラム　スーパービジョン

　スーパービジョンとは，カウンセラーやセラピストがより知識や技能の熟達した上級者に，自分が担当する事例について報告し，適切な方向性を得るための助言や指導を受けることをいいます。指導する側をスーパーバイザー，指導を受ける側をスーパーバイジーと呼びます。さまざまなカウンセラー資格の中で，スーパービジョンの重要性は謳われているものの，資格の取得要件として義務付けられているものはほとんどありません。実際にスーパービジョンを受けたことがないというカウンセラーもいらっしゃることでしょう。しかし，私たちカウンセラーが仕事を続ける上で，スーパービジョンは欠かせないものであり，産業領域においては特に重要な意義を持つものです。このコラムでは，スーパービジョンの目的，意義，受け方について紹介します。

1．スーパービジョンの目的と意義

　スーパービジョンは，自分のために受けるものと思っていませんか？　確かにカウンセラーが自らの知識や技能を磨くことは大切ですが，それはカウンセリングをより良いものにしていくために行うのです。すなわち，スーパービジョンの目的はクライエントのためのカウンセリング支援の質を向上させるための品質保証であるといえます。

　カウンセリングの場は，ほとんどがクライエントとカウンセラーの１対１の関係であり，そのやりとりが公開されることは基本的にありません。そのため，次のような問題があっても気づかれないまま，クライエントに悪影響を及ぼしてしまうことがあります。

　カウンセリングによって悪影響が生じる例

・カウンセラーが未熟なために，クライエントの病理を見逃す，クライエントの性格傾向に気づかないなど，見立てを間違う。

・カウンセラーの自己満足のために，クライエントを依存させ，不必要に長期間にわたってカウンセリングを続ける。

・クライエントに対して恋愛感情や憎しみなど特別な感情を持ち（逆転移），不適切な関係になる。

　このようなカウンセリングを受けていては，クライエントの状態が良くなるどころか，悪化してしまう恐れがあります。カウンセリングによってクライエントを傷つけるというのは私たちが決してやってはいけないことです。しかし，カウンセラーも完璧な人間ではありません。判断を誤ったり，客観性を失ったりすることもあるでしょう。そのために，第三者であるスーパーバイザーが客観的な視点で事例を判断し，適切な方向に導くのです。

　2．産業領域におけるスーパービジョンの必要性
　さらに，産業領域においてスーパービジョンが特に必要であるというのはなぜでしょう。医療や学校などの現場と違い，産業領域では企業・組織とクライエントとの利害の対立が起こりがちです。たとえば，上司からのパワハラという主訴で相談に来たクライエントが，「上司や会社を訴えることにした。ハラスメントによる心理的な被害を証明するためにカウンセリング記録を提出してほしい」と依頼してきたらどのように対処しますか。企業とクライエント，どちらの側に立つかはカウンセラーとしての倫理観を問われる重要な問題です。
　こんな時，「スーパーバイザーならどのように判断し，行動するだろうか」ということをスーパーバイジーが考えられるように育成していくのがスーパービジョンです。スーパービジョンとは，カウンセリングの知識や技能だけでなく，カウンセラーとしての倫理観，適切な態度，行動規範などを習得する過程なのです。

　3．スーパービジョンの受け方
　それでは，スーパービジョンはどのように受けたらよいのでしょうか。
　スーパーバイザー選び：スーパーバイザーとスーパーバイジーは対等の関係であり，スーパービジョンは相互的な関係です。そのため，知識や技能に熟達しているだけでなく，人柄が自分と合うかどうかは重要なポイントになってきます。倫理的で信頼できると感じられる人柄で，スーパーバイジーを尊重してくれる人であれば，スーパービジョンを通して，お互いが成長できるような関係が築けるでしょう。そして，企業・組織の仕組みを理解しているという点で，産業領域での経験がある人が望ましいでしょう。複数のカウンセラーが働いている職場では，直属の上司がスーパーバイザーを兼ねてい

るという状況も見られますが，このような場合，"評価を気にして，都合の悪いケースは報告しない"というような事態が起こりやすいので，できれば上司とスーパーバイザーは別の人の方が望ましいと思います。

　スーパービジョンの形式：1対1の個人スーパービジョンと数人のスーパーバイジーで受けるグループスーパービジョンがあります。グループは個人のケースを検討できる時間は減りますが，グループメンバーとのやりとりから学ぶことも多いでしょう。

　スーパービジョンは，同じスーパーバイザーと定期的，継続的に行うことが基本です。スーパービジョンの前にケースの記録を振り返ることで，多くの気づきを得られるでしょう。

　スーパーバイザーの責任：スーパーバイザーは，自分が担当しているスーパーバイジーのカウンセリングの品質について責任を負います。とはいえ，全てのケースをスーパーバイザーに逐一報告することは不可能です。それなのになぜ全ての責任があるのかというと，スーパーバイザーは，自分のスーパーバイジーがどのように見立て，判断し，対処するかという基本的な部分について品質を保証しているのです。したがって，スーパーバイジーが犯した過失はスーパーバイザーの責任と言えるのです。

　スーパーバイジーの中で，時に「スーパーバイザーに話していれば，自分の責任を免れる」とか，「スーパーバイザーに確認してから行動しないと怒られる」というように，スーパービジョンを誤解している方もあるかもしれませんが，これでは本人の成長は望めません。このように感じているとしたら，その原因と解決方法について，スーパーバイザーと話し合うことが必要でしょう。

　緊急時の連絡の取り方：カウンセリングでクライエントから自殺未遂したときいたが，スーパーバイザーが出張中で連絡が取れない。戻ったら対応を相談しようと思っていたら，翌日クライエントが自殺してしまった。というような事態に陥らないためにも，緊急時の対応や，スーパーバイザーが不在の場合の連絡方法などは最初に取り決めておきましょう。カウンセラーが最も優先するべきものは，クライエントの生命であり，スーパービジョンの究極の目的はそれを守ることにあります。

コラム　ストレスチェック制度

1．制度の趣旨と目的

　仕事による強いストレスを原因として精神障害を発病し，労災認定される労働者が年々増加している状況がありました。その背景を踏まえ，平成26年6月，労働安全衛生法の一部が改正され，ストレスチェック制度が整備されました。従業員が50名上の事業主には実施することが義務づけられました。

　この制度は，労働者自身のストレスへの気付きを促すとともに，働きやすい職場づくりを進めることで，労働者がメンタルヘルス不調になることを未然に防止すること（一次予防）を主な目的としています。ストレスチェックの流れを図1に示しています。

2．ストレスチェックのポイント

　ストレスチェックの定義：1年に1回定期的に，常時使用する労働者にストレスチェックを行うことが，事業主に義務付けられています。調査票に関しては，次の3つの事項を含んでいる必要があります。

　1）ストレスの原因に関する項目

　2）ストレスによる心身の反応に関する項目

　3）職場におけるサポート資源に関する項目

　高ストレス者：検査の結果，2）の心身の反応に関する点数や1）のストレス原因，3）のサポートの点数を含めた選定基準に沿う。さらには，産業保健スタッフや心理職が面談して高ストレス者を選定します。

　面接指導：高ストレス者と選定され，実施者が認めたものに対して，労働者からの申し出があれば医師による面接指導を行います。面接指導を申し出た場合，事業主にストレスチェックの結果を提出することが望ましいとされています。

　守秘義務：個人のストレスチェックの結果については，実施者と実施事務従事者に守秘義務が課されています。労働者の同意がなければ，事業主には提供されません。上記で示したように，面接指導を希望した労働者の結果については，事業主に提供されることがあります。集団ごとの集計・分析の結果については事業主に提供することができます。

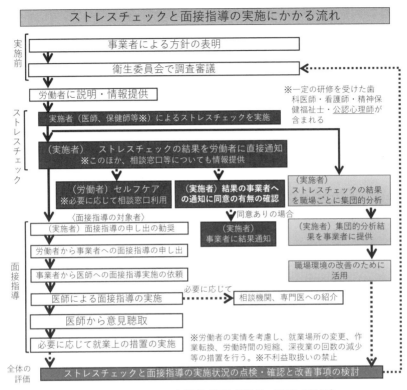

図1 ストレスチェック制度（厚生労働省，2015 を改変）

3．公認心理師とストレスチェック

　2019 年に，「必要な研修*を修了した公認心理師」が実施者になることが
できるようになりました。実施者の役割として次の３つが定められています。
　1）ストレスチェックの調査票を決めるにあたり，事業者に助言をする。
　2）高ストレス者選定の基準や評価方法を決めるにあたり，事業者に助言する。
　3）個人のストレスの程度に基づき，医師による面接指導の必要性を判断する。

　　文　　献
厚生労働省（2015）『労働安全衛生法に基づくストレスチェック制度実施マニュアル』

＊労働安全衛生規則 52 条の 10 第 1 項第 3 号の規定に基づき厚生労働大臣が定める研修

第5章

従業員の職場復帰支援

I　休職・職場復帰について

　休職とは「ある従業員について労務に従事させることが不能または不適切
な理由が生じた場合に，使用者がその従業員に対し労働契約関係そのものは
維持させながら労務への従事を免除することまたは禁止すること」です。休
職制度については，公務員は国家公務員法や地方公務員法において規定が設
けられていますが，民間企業では休職制度を直接に規定する法律は存在しな
いので，就業規則や労働契約において自由に制度設計されます。

　休職と同類の意味で使用される言葉に休業があります。休職も休業も法律
上の定義はありませんが，一般的に休職は従業員の個人的な事情によるもの
で，給与が支払われません。それに対して休業は，会社都合によるものです。

　傷病による休みには，業務上の傷病によるものとそうでない傷病（私傷病）
によるものがあります。業務上の傷病における休業の場合は休業期間中およ
びその後の30日間の解雇が禁止されます（労働基準法19条1項）が，私傷
病による休業はそれに該当しません。そのため，契約上は労務の提供が不可
能になった時点で労働契約が終了し，解雇となります。しかし，傷病休職制
度によって直ちに解雇されることがないように，使用者の解雇権の行使を一
定期間制限して労働者を保護するようになっています。

　職場復帰については，復帰時点で元通りの職務遂行能力が回復していなく
ても，数カ月のうちに通常勤務ができるまで回復する見込みがある場合は，
就業上の配慮をするのが通例となっています。その際，労働者の結ぶ労働契
約の内容が関係します。日本では職務を限定した労働契約を結んでいないこ
とが多いため，たとえ元の業務が難しくても，遂行可能な職務への配置転換
などを検討することが重要になってきます。

　このことから休職や職場復帰支援を考える上で，法律や会社の制度などに
ついても理解している必要があります。

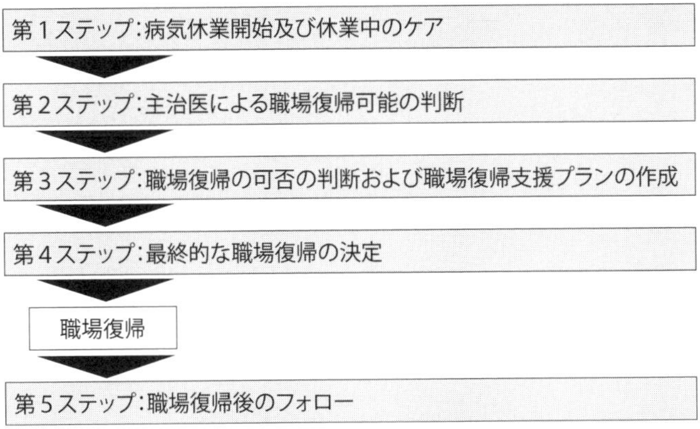

第1ステップ：病気休業開始及び休業中のケア

第2ステップ：主治医による職場復帰可能の判断

第3ステップ：職場復帰の可否の判断および職場復帰支援プランの作成

第4ステップ：最終的な職場復帰の決定

職場復帰

第5ステップ：職場復帰後のフォロー

図1　職場復帰の5つのステップ

II　休職および職場復帰支援の流れ

　「終身雇用」という日本型雇用を背景として，戦後の判例により，解雇権濫用法理という解雇を制限するルールが作られました。この判例法理は，労働契約法 16 条の中で，「解雇は，客観的に合理的な理由を欠き，社会通念上相当であると認められない場合は，その権利を乱用したものとして，無効とする」と定められています。つまり，日本では「解雇」は非常に難しいのです。実情として，休職制度が十分に設定されておらず，休職したらすぐ解雇という中小企業もありますが，通常は簡単に解雇することはできません。このような理由から，会社は社員が復帰し，以前のような生産性を上げられるように職場復帰支援をすることが必要となります。

　メンタルヘルス不調者に対する職場復帰支援の進め方として，厚生労働省から公表された『心の健康問題により休業した労働者の職場復帰支援の手引き』*にガイドラインが示されています。このガイドラインを参考に会社の実情に合わせて，支援を進めていくと良いでしょう。職場復帰支援の流れは，5つのステップからなり（図1），それぞれの時期に応じた支援を行います。

　＊『心の健康問題により休業した労働者の職場復帰支援の手引き』は以下の URL からダウンロード可能です。http://www.mhlw.go.jp/new-info/kobetu/roudou/gyousei/anzen/101004-1.html

表1　提供する情報

・休職に関係する会社の制度・手続き ・職場復帰の手順 ・休み中の会社との連絡方法 ・傷病手当金の制度や手続き ・社内の相談先（産業保健スタッフや担当の人事の連絡先） ・職場復帰に利用できる公的・民間のサービス（リワーク機関など） ・休業の最長期間など

　また，あらかじめ社内規定を作成周知しておき，規定に沿った復帰支援を進めることが大切です。

　第1ステップ：病気休業開始および休業中のケア
　主治医から休養を要するという内容の診断書が出され，従業員が職場に提出したら休職が開始します。職場では，管理監督者・人事労務担当者・産業保健スタッフが，休職の情報を共有します。この時期は，社員が安心して療養できるように情報提供などでフォローしましょう（提供する情報例は表1に示します）。

　第2ステップ：主治医による職場復帰可能の判断
　休職中の労働者の病状が回復し，職場復帰の意思があり，復帰の準備が整ってきたら，主治医から「復帰が可能である」という診断書を出してもらいます。
　主治医がする回復の判断は「就寝と起床のリズムが安定し，活動性や意欲が出てきた」というレベルで出されることが少なくありません。しかし会社としては，現場で求められる業務遂行能力についても回復していることを求めています。あらかじめ，産業医から職場で必要とされるレベル（生活状況や業務遂行能力）に関する情報を主治医に提供し，「会社が求めるレベルで職場復帰可能」であるかの診断をしてもらえるのが理想的です。

　第3ステップ：職場復帰の可否の判断および職場復帰支援プランの作成
　主治医から復帰可能という判断がされた後，復帰決定の前に，職場に復帰できる状態であるかを判断します。そのために必要な情報を収集し評価することが必要です。その結果，復帰ができる状態であると判断されたら，職場

表 2　職場復帰の可否の判断に必要な情報

労働者の職場復帰への意志	復帰への意欲の強さ 復帰にあたっての希望
産業医等による主治医からの意見収集	病状 業務遂行能力の回復の程度 就業上の配慮
労働者の状態等の評価	受診頻度や処方の内容といった治療の状況 実際の仕事に合わせた業務遂行能力 生活状況（睡眠リズム，食事の状況，日中の活動性）※生活リズム表が役立つ 家族からの情報や家族のサポート状況
職場環境等の評価	業務への適性 職場の人間関係（管理監督者・同僚） 業務量や残業の必要性 危険または有害な業務の必要性 職場側による支援の準備状況 配置転換や異動に関する事項（※一般的には，原職復帰が原則）
その他	その他，復帰の判断に必要と思われる情報（リワークの情報など）

復帰支援プランを作成します。

①職場復帰の可否の判断に必要な情報

　表 2 参照。

②情報の評価

　収集した情報をもとに評価します。評価を誰がどのような基準でするのか，職場復帰支援にかかる社内規定として定めておくことが大切です。可能であれば，人事労務の幹部社員を中心に「復職判定委員会」を設置し，復帰可否の判断を複数の立場で行えるようにしておくと，トラブルが起こった際に，特定の個人が責任を問われるというリスクを回避することができます。

③復帰プランの作成

　職場復帰可能の判断がされた場合には，復職をスムーズに進めるために「職場復帰プラン」を作成します。これまでの経過を共有した上で，復職日の設定や就業上の配慮*，労務管理上の対応**等を決定します。産業医は主治医

＊就業上の配慮：業務の内容や量，業務のサポートの方法。

＊＊人事労務管理上の対応：配置転換，勤務形態，労働時間，時間外労働の有無。

の意見を踏まえ，会社の安全配慮義務の見地から助言し，再発予防に関する対応策などを含め，最終的に一つの「復帰プラン」を作成します。復帰プランを共有しておくことで，従業員や関係者が見通しを持って復帰に臨むことができます。

第4ステップ：最終的な職場復帰の決定

事業主の復職の決定に際し，労働者と事業主が復帰プランに関して同意をして，実際の復職となります。職場復帰においては，基本的には元の職場に戻ることが原則です。これは，職場復帰においては少なからず負荷がかかるため，新しい職場に慣れるためにかかる負荷という二重の負荷を避けるためです。当然ながら，「原職復帰」は原則に過ぎず，ハラスメントなどが休職の原因であるなど，明らかに職場を変えて復帰することが労働者と会社双方にとってメリットが大きい場合には配置転換を検討しましょう。

第5ステップ：職場復帰後のフォロー

精神疾患は労働者側の要因や会社側の要因その他の要因が相互に影響した結果として生じます。そのため，病状が回復して復帰した後も，さまざまな要因により疾患が再燃や再発します。そのような結果にならないよう，復帰プランに基づいて管理監督者が支援し，産業保健スタッフ等もフォローアップを行い，適宜，復帰プランの評価や見直しを行います。

Ⅲ　職場復帰支援におけるカウンセラーの役割

職場復帰支援はカウンセラーへの期待が大きい役割の一つです。しかし，個人へのカウンセリングのスキルだけでなく，集団を扱うスキルや調整力，法的な知識が求められます。難易度は高いですが，カウンセラーとしてのやりがいの大きい仕事です。

ここでは，従業員が精神疾患によって休職に入ってから，職場復帰，職場復帰後も含めて，4つの期（休職開始期・回復期・復職期・復職後）に分けています（図2）。休職開始時は最も病状が悪く，治療に伴って病状の波がありながら，次第に回復していきます。復職期や復職後になっても多少波があるのが一般的です。

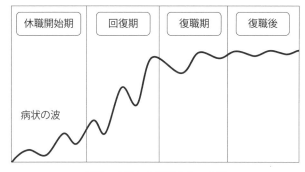

図2　休職から復職の4つの期

1．職場復帰支援に関わる専門職に必要とされる態度

①受容と共感

　復帰支援は社内外を含めた関係者との調整といったケースワークが増えるため，クライエントの心情をおざなりにしてしまうことがあります。しかし，休職している従業員は，「病状が回復するか」「会社に復帰できるのか」「自分の生活・家族の生活は守れるのか」，さまざまな不安を抱えています。また，精神疾患の休職によって，今後のキャリアへ喪失感を強く感じることもあります。このような不安や傷つきに対して，共感され，受容されることで，クライエントは安心して職場復帰という課題に取り組むことができます。受容と共感はすべての対人援助職に必要な態度と言えます。

　受容と共感，適切な情報提供はクライエントとの信頼関係を作り上げます。クライエントはカウンセラーを信頼すれば，率直に自分の状態を話し，本心を打ち明けてくれます。そのような関係に基づいたアセスメントは，質が高く有益なものになります。

②クライエントの「心」の準備

　休職している従業員の復帰は，「休職中の病人」から「働く人」への大きな変化を求めることになります。また，「病状が回復して復帰する」＝「以前と同じように働ける」ではありません。同じ職場で同じように働こうとすれば，再発するリスクが高くなります。休職に至った経過をカウンセリングの中で振り返り，復帰後どのように働くのか考えることが必要です。これは，病気からの復帰というポイントを人生の節目と考え，自分の先のキャリアを考えることを意味します。産業領域で働くカウンセラーはキャリアカウンセリン

グの観点から，クライエントが復帰後に新しい働き方をするための「心」の準備を支援するという態度も必要です。

2．カウンセラーが「できること」

　職場復帰におけるカウンセラーの具体的なミッションとはどのようなものでしょう。厚生労働省から出されている『心の健康問題により休業した労働者の職場復帰支援の手引き』においては，「心の健康づくり専門スタッフ」という立場が明記され，"専門的な立場から，他の事業場内産業保健スタッフ等への支援"と書かれていますが，明確には定義されていません。現場のニーズをアセスメントし，さまざまな役割を柔軟に担っていく必要があります。

　職場復帰において，カウンセラーが「できること」を俯瞰すると，産業保健の専門スタッフがフォローしていく部分と，カウンセラーとしての強みが発揮できる部分があります（図3）。職場復帰の4つの期に合わせて，それぞれの時期にカウンセラーが「できること」を説明していきます。

①休職開始期

　病気休職への対応：従業員が何らかの疾患にかかり，治療上の必要がある時に，病気休職という選択肢が出てきます。しかし，休職は従業員と会社双方に大きな損失となります。まずは安易な休職にならないように努めることが大切です。一方で，休職を積極的に勧める必要があるケースもあります。従業員がどのような状態になっている時に休職を勧めるか，表3に疾病性と事例性の観点からまとめました。

　多くの従業員にとっては，休職をすることは敷居が高く，復帰できるか不安を強く感じます。不安に寄り添いながら，休養の必要性などを説明し，会社における休職の取り扱いや復職の流れを説明すると安心して休職に入ることができます。本人の性格や病状によって冷静な判断ができず，かたくなに休職を拒むケースもあります。丁寧に説明し，本人に理解してもらうことが大切ですが，状態によっては一定の猶予を設定し，状態が改善しなかった場合に休職に入ることを提案するのもいいかもしれません。また，本人の了解を得て，職場や人事担当者と情報共有し，休職を促すことも一つの方法です。どのような形で休職を勧めるにしても，産業医や産業保健スタッフと情報や方針を共有して対応することが大切です。

　長期間の病気休職に入ると無給になる会社が少なくありません。そのため，

	休職開始期	回復期	復職期	復職後
専門職が出来ること	病気休職への対応			
	情報提供　→		→	
	療養環境づくり			
		生活リズム作り		
			休職原因の振り返り	
				復職後のフォロー
カウンセラーの強み	カウンセリング　- - -			→
		主治医の治療や復帰判断のサポート		
		心理的アセスメント →	会社の復帰判断, 復職支援プログラムのサポート	
			困難ケース対応　→	

図3　休職の時期に合わせた対応

表3　休職を積極的に勧める状態

疾病性	事例性
• 激しい症状を呈している • 自傷他害のリスクが高い	• 遅刻や欠勤など勤怠の乱れが著しい • パフォーマンスの低下が著しい

貯金がなかったり，扶養家族がいる従業員は，病状として休職を取る必要性を理解しても，休めないと訴えることがあります。休職中に得られる生活費の補償に関してはコラム「休職中の生活を支える制度と労働災害」の中で説明しています。

　情報提供：第Ⅱ節のステップ1（表1）を参照。

　療養環境づくり：従業員の休職が決まったら，療養環境を整える必要があります。環境づくりのために最も大切なことは，「安心して療養する」ことです。休職する従業員だけでなく，関係者，家族も安心できる療養環境を作りましょう（表4）。

　うつ病で休職する従業員の中には，自身が担当していた業務や顧客のことを気にして，ゆっくり休めない人がいます。上司から，「仕事の心配はいらない」旨を伝えてもらいましょう。従業員が抵抗感を示さなければ，休職中に会社との連絡手段やタイミングを決めておくと良いでしょう。上司は，休職中の従業員に，連絡を取ったほうが良いのか，取らないほうが良いのか不安を感じています。産業医や産業保健スタッフ，カウンセラーが本人に確認

表4　療養環境を整えるためのサポート内容

本人	状態のアセスメント・療養環境を整える
家族	不安への共感・接し方のアドバイス
上司	職場への影響のアセスメント→サポートの提供 本人への関わり方について助言
人事労務担当者	想定される療養中のリスクの説明 職場として必要な配慮や対応に関する助言
主治医	職務内容や会社の制度など，治療計画に必要な情報の提供

し，従業員も職場も安心できる連絡方法を決めましょう。

　休職中のカウンセリング：休職中のカウンセリングの利用の可否は会社ごとに異なります。会社の就業規則や慣例，契約内容に沿って対応しましょう。しかし，休職中からフォローすると，復帰時や復帰後のフォローもスムーズになります。

　休職が始まった直後は，従業員の病状が最も不安定な状態です。職場と関わりのあるカウンセラーと会うこと自体が負担になる可能性があります。治療を医療機関に委ねるのか，カウンセラーとして治療者的な役割をとるのか，組織や従業員の状態に合わせて判断しましょう。

②回復期

　生活リズム作りの支援：休職中は時間の制約が少なかったり，病状により就寝や起床の時間が遅くなっていたり，日中の活動量が低下していたり，仕事中心の生活とは異なっていることが少なくありません。復帰の準備を進める段階まで病状が回復したら，休職中と就業中の生活リズムのギャップを埋めることが必要になります。「復職に向けた生活リズム」には，職業生活のリズムと業務に向けた準備の両面が必要です（図4）。

　職業生活のリズムは，始業から就業まで決められた時間働く生活リズムです。睡眠リズム・生活リズム・計画したリズムで生活という3つの要素を整える必要があります。業務に向けた準備は，業務を遂行するための体力や集中力を整えることです。仕事への体力・仕事への集中力・家の外で過ごせることの3つの要素を整える必要があります。オフィスワーク中心の従業員を例に，これらの要素を整えるための具体的な行動について，表5にまとめました。休職している従業員の業務内容に合わせて，具体的な内容については工夫してください。休職中の従業員の生活リズム作りを支援する場合，これ

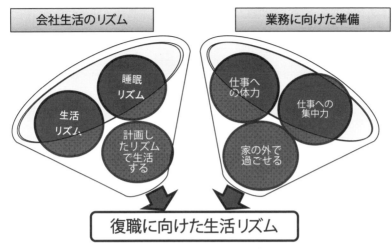

図4　復職に向けた生活リズム

表5　休職中の生活

会社生活をするためのリズム	睡眠リズム	就寝と起床の時間を会社生活に合わせる
	生活リズム	食事や服薬，外出を一定のリズムで行う
	計画したリズムで生活	計画した活動を実行する
業務に向けた準備	仕事への体力	ウォーキングやジムなどの運動を定期的に行うなど
	仕事への集中力	仕事に関連した書籍を読むなど
	家の外で過ごせる	図書館など他人が居る環境で過ごす

らのことを意識しながらアドバイスしましょう。

　支援のツールとして，「生活リズム表」を活用することは有効です。毎日の生活の活動内容を生活リズム表に記録してもらい，カウンセリングなどで確認しながら，復帰に向けて効果的なアドバイスをしましょう。生活リズム表は，職場復帰判定における客観的なデータとして活用することもできます。生活リズム表のひな型をダウンロードできるようにしているので，活用してください。

　主治医との治療関係や復帰判断における心理的アセスメント：カウンセラーの行う心理的アセスメント（＝見立て）とは，第2章Ⅱ節「個人の見立てと相談対応」で述べた通り，「クライエントの症状・問題行動やそれに関係しているパーソナリティ傾向・精神的な発達状態などの情報をもとに，そのク

ライエントの抱えている問題，困難を感じている部分，反対に有効に機能している部分を把握すること」です。職場復帰支援のプロセスにおいても心理的アセスメントを行います。

　主治医は疾患の観点から患者を診ることが多く，心理的・社会的観点を見落としてしまうことがあります。「復帰したい」と患者が主治医に訴えた時，病状という観点からみれば，意欲が出てきたと言えます。しかし，その背景には，経済的事情（家のローンがある。子どもの教育費がかかる etc.）や，家庭の事情（家族からのプレッシャーがある etc.）があるかもしれません。主治医とクライエントのコミュニケーションの状況をアセスメントし，必要に応じて補足をしましょう。具体的には，クライエントに主治医に伝えるべき情報を示すとよいでしょう。産業医に相談して，主治医へ情報提供することで必要な情報を補うことも適切な方法です。

③復職期

　休職の原因の振り返り：職場復帰に向けて，まず，休職に至った原因を振り返ることは大切です。休職の要因を，職場側の要因と個人側の要因の2軸にとり，図5にまとめました。クライエントの話をきいていくと，多くのケースは複数の要因が絡まりあっていることが分かります。

　職場要因が大きいハラスメントや過重労働が原因であることが分かれば，復帰時の環境調整が大切になります。

　個人要因が大きい原因として，プライベートな事情（家族の問題や経済問題など）や個人の病態（身体の病気や内因性の精神疾患）があります。プライベートな要因については，原因が十分に解消されている必要があります。個人の病態については，休職前のどのような要因が病状を悪化させたのか一緒に振り返り，病状とどのように付き合っていくのか対策を考えておくことが大切です。

　休職の原因として最も多いのは，職場要因と個人要因の両方が複合的に影響している場合です。職場によっては，異動や業務の内容の変更などが可能な場合もあります。そうでない場合に，クライエントが，自身の能力や傾向が休職にどのように影響したのか振り返り，カウンセリングなどを通して，復帰・再発予防という目標に向けて検討する必要があります。

　職場復帰の判断や職場復帰支援プランの作成における心理的アセスメント：休職の振り返りでは，クライエントが自分の休職の原因をどのように振り返

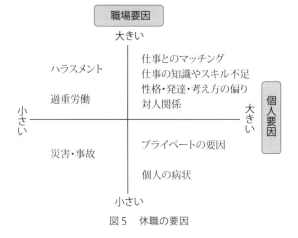

図 5　休職の要因

るのかという点に主眼があります。しかし，カウンセラーが行う心理的アセスメントでは，クライエントの生物・心理・社会的要因と会社側の要因を総合的に理解し，一連のプロセスとしてとらえる必要があります。アセスメントの内容を，産業医や人事労務担当者に伝え，復帰の判断や職場復帰プランの作成のための一つの情報として活用してもらいましょう。

　クライエント側の要因と職場要因が，どのように相互作用して，心理的な不調に陥ったのか。たとえばプライドの高い人が，自分より若い幹部社員に叱責されるなど自尊心が傷つけられれば，不適応状態に陥るかもしれません。対人スキルが乏しい技術職の従業員が，営業職に配転されれば，お客さんとの関係構築で悩んだり，社内調整が上手くできずに落ち込むこともあるでしょう。原因の中には，クライエント自身が自分の問題として受容できることもあれば，できない問題もあります。職場復帰という目標のためには，クライエントはすべての心理的問題を解決している必要はありません。しかし，職場復帰後，クライエントの脆弱な部分が，突然危険にさらされないように，職場復帰プランを通して配慮してもらえるとよいでしょう。

　クライエントが復帰を進めている状況へのアセスメントも大切です。先にも述べたように，復帰の準備・復帰への意思が伴っていない状況でも，復帰のプロセスが進んでいることがあります。また，職場復帰の前後は自殺のリスクが高まります。リスクアセスメントの観点も非常に大切です。カウンセラーとして信頼関係を構築していれば正確な状況が見えてくるでしょう。

④復職後

　職場復帰はある程度ステップが決まっており，時間的な見通しも持つことができるため，十分な準備期間があれば，多くの休職者が職場復帰することができます。しかし，再発せずに働き続けることは，ゴールが見えにくい長いプロセスとなります。再休職せずに安定した勤務を継続するためには，新しい働き方を実践していくことが必要です。

　再休職を防ぐとともに，会社の中で求められているパフォーマンスをしっかり発揮していくことも大切です。復帰後，業務負担を減らしているから働けているという状態が長期間続くのでは，会社との労働契約を果たしているとは言えません。

　「再休職の予防」と「求められるパフォーマンスの発揮」，この2つをカウンセラーとして支援しましょう。

　・再休職の防止

　休職の原因が解決されているか？　振り返ることができているか：休職の原因が，仕事のストレスにあったとしても，仕事のストレスを完全になくすことはできません。クライエントがストレス耐性を高めれば，再休職のリスクを減らすことができるでしょう。

　本人と職場が不調にならない働き方・働かせ方を受け入れているか：負荷が高まればメンタルヘルス不調の再発リスクは高まります。そのため，職場復帰後は，自身の負担の程度を考慮しながら働く必要があります。復帰当初は働き過ぎないように意識していても，次第に以前の働き方に戻りがちです。本人だけでなく職場にも，以前とは異なる働き方を理解してもらえるように支援することが必要です。

　負荷を上げるペースをほどよく：職場復帰支援プランの計画に囚われすぎず，復帰した従業員の状態に合わせて負荷を上げることができているか確認し，必要に応じて調整しましょう。

　不調の早期発見：休職に至る経緯を丁寧に聴くと，大きく調子を崩す前に何らかのサイン（睡眠，食欲，身体症状，問題行動，勤怠，意欲，気分など）が見つかることがあります。不調のサインに気が付いたら，クライエントにフィードバックし，対応策を検討しましょう。

　業務・環境とのマッチング：業務・環境とのマッチングは，再発のリスクと大きく関係します。病状や特性によって，業務の得意・不得意があったり，

環境から受けるストレス（音や人の密集度など）への過敏性が異なります。クライエントや職場の関係者と相談し，個々の適応方法を検討しましょう。また，復帰後の状況によって，クライエントの適性に合わせた異動や業務内容の変更が必要な場合もあります。

・パフォーマンスの発揮

　業務とのマッチング：再休職の防止と同様，疾病や発達上の特性によって，パフォーマンスが発揮しにくい場合があります。カウンセラーとして本人の適性をアセスメントし，職場の状況に合わせた助言をしましょう。

　「パフォーマンスが発揮できている状態」の具体化：「パフォーマンスを発揮したい（してほしい）」「職場の戦力として貢献したい（してほしい）」。このような抽象的な目標では，「パフォーマンスを発揮している」状態を評価できません。職場から本人への期待を具体的作業として示してもらい，それに従業員が応えられるように支援しましょう。

　職場のメンバーからの信頼：仕事の多くはチームで行います。そのため，職場におけるパフォーマンスには，他のメンバーと良好な関係を作り，信頼を得ることも含まれます。カウンセリングを通して，クライエントがチームの中での自身の姿を振り返ることができるようにフォローしましょう。

IV　テレワークと職場復帰

　ワークライフバランスを支援する観点から，テレワークを導入する企業が出てきました。そして，2020 年の感染症拡大により，テレワークの利用は急速に広がりました。テレワークでは，事務所，自宅，サテライトオフィス，外勤先など働く場所を柔軟に選ぶことができます。従業員にとっては「通勤の負担軽減」「育児や介護との両立がしやすい」，使用者にとっては「業務効率化」「オフィスコストの削減」などのメリットがあると考えられます。一方で，「仕事とプライベートの切り分けが難しい」「長時間労働になりやすい」「時間管理が難しい」といった課題も挙げられています。従来の職場復帰支援は，健康を維持しながら（安全），毎日事務所に出勤して（勤怠），成果が発揮される（パフォーマンス）状態にすることが支援の目的でした。テレワークが導入されている場合の職場復帰についてはどのように考えるべきなのでしょうか。

テレワークが導入されていたとしても，使用者には，「労働者の時間管理」「適切なマネジメント」「健康面に関する安全配慮義務」が求められることは変わりません。そのため，テレワークで働く場合の復帰判定においても，安全・勤怠・パフォーマンスの観点は変わらないと考えられます。その上で，テレワークを含めた復帰の基準を改めて見直し，復帰してくる従業員にあらかじめ説明する必要があります。

テレワークにおける職場復帰のポイント

テレワークでは，通勤による時間的・体力的負担が減るため，職場復帰への負担が小さくなるかもしれません。また，不調になった原因が，職場の人間関係にある場合には，テレワークであれば，職場の人間関係と物理的な距離をとれるためストレスが軽減することもあります。一方で，仕事に適応できずに不調になった場合などは，テレワークによりコミュニケーションが減り，周囲からのサポートも減るためリスクが高まるかもしれません。カウンセラーとして，休職の原因とテレワークの影響をアセスメントし，復職プランへのアドバイスをしましょう。

職場復帰に向けて，テレワークを意識した準備が必要になる場合もあります。たとえば，本人にテレワークを意識した時間管理表（自宅での PC 作業を一定時間行うなどの内容）を作ってもらい，管理表通りに過ごしてもらうことは，自律的な働き方が求められるテレワークの準備になるかもしれません。復帰後の就業状況を踏まえ，復職の準備を支援しましょう。

復帰後の就業形態にテレワークが含まれている場合，上司が従業員の健康状態を把握し，勤怠や時間の管理をする方法について，具体的なやり方を復職プランの中に含めましょう。毎朝，顔が見えるツールを使った朝会を実施したり，1on1 ミーティングを短いスパンで行うといった方法が考えられます。一方で，マイクロマネジメントで監視的にならないよう注意が必要です。また，復帰後，一定の期間のテレワークを経て事務所での勤務に戻る場合や，逆に事務所での勤務を経てテレワークに移行する場合なども想定されます。環境の変化は職場復帰をしてきた従業員にとってリスクとなります。徐々に勤務形態を移行し，急な変化とならないよう工夫しましょう。

表6　主治医と産業医の違い

	主治医	産業医
主な役割	患者であるクライエントの病状を見立て，治療を行う	従業員としてのクライエントの職務遂行能力を見立て，就業上の配慮などを検討し，働くための支援をする
復帰可否の判断基準	就業困難の原因となった症状が軽快し，安定した状態にあるか	安全に通勤でき，所定の勤務時間や勤務日に継続的に就労できるか
	生活リズムが整っているか	職務の遂行が可能で，翌日までに疲労が回復できるか
	本人に職場復帰の意欲があるか	日中の眠気などが見られず，集中力，注意力，判断力などが回復しているか

V　職場組織内外の他職種との連携

1．職場復帰の可否判断において主治医と産業医の見解がずれる

　職場復帰支援において，「職場復帰可能」という主治医の診断書に基づいてクライエントが出社を希望してきても，産業医には本人が"仕事ができる状態"であると思えないという事態があります。その結果，上司や人事労務担当者が，「主治医は本人の言いなりになって復帰可能の診断書を書いているのではないか？」という疑問を持ち，クライエントは，「会社は自分を復帰させないまま解雇しようとしているのではないか」という疑いを抱えます。この対立が時には訴訟にまで発展することもあります。このような見解の相違が起きる原因を理解するために，主治医と産業医の立場や役割の相違をまとめました（表6）。

　また，主治医も産業医も多くの場合，クライエントの話を通して状況を把握しているため，情報がクライエントの主観的な方向に偏ってしまうこともあります。

　このような問題の解決策として，主治医に対してクライエントの業務内容や，職場復帰の制度や規則などの情報を提供しておくとよいでしょう。この場合，本人の職場復帰支援に役立てるという目的を説明し，本人の同意を得ることが必要です。

　できれば休職開始のころに会社側から主治医に挨拶を済ませ，情報交換の方法や費用負担についてもあらかじめ取り決めておくと，復帰可能の診断書

が出てからあわてることなく，復帰時の連携が円滑に進むでしょう。

2．受け入れ先に関して，上司と人事，本人の意見が食い違う

　職場復帰時に異動させることで環境変化という新たな負荷がかかることを避けるために，休む前の職場に戻すという判断が原則になっています。しかし，実際には，本人が異動を希望したり，職場の方で受け入れを拒否したりという事態が発生することがあります。休職に至った原因として，上司からのハラスメントなど職場に固有の問題があることや，元の職務を遂行する能力を喪失した場合などは異動を検討せざるをえませんが，明確な根拠がないような場合はどのように対処したらよいでしょうか。

　職場が受け入れを拒否する背景には，クライエントが休職前に，職務に大きな支障を及ぼした場合や人間関係をこじらせた場合などがあります。療養によってそれらの問題がどのように改善されたのかを明確にし，職場に与える影響や会社として提供できる支援などを説明し，職場の理解を得ることが重要です。

　本人に対しては，元の職場を避けたい理由をきき取り，どの部分に不適応を起こしているのか見立てます。人事労務担当者から就業上の配慮としてできること・できないことを示してもらった後，本人が職場に適応していくためにカウンセリングを行うなど，カウンセラーとしての支援が期待されるでしょう。

3．パフォーマンスに関して，本人と上司の見解がずれる

　職場復帰後のフォローアップでは，本人は「問題なく勤務できており，順調です」と報告しているのに，上司からは「かなり負荷を下げた仕事しか任せていないが，それでも週に1回程度は休んでしまうので，重要な仕事は任せられない」など，相反する報告を受けることがあります。本人としては，嘘をついているわけではなく，自分としては頑張っている，病気の時に比べたらかなりできているという感覚を持っていることがあります。これは，「病人としての自分」から，「職業人としての自分」へと意識がうまく切り替わっていないことが原因です。上司も同様で，メンタルヘルス不調で休んだ人は，いつまでもケアをしてあげないといけない対象として見るうちに，クライエントの病人としての役割が出来上がってしまうことがあります。

　この事態を改善するためにはどうしたらよいでしょうか。まず不調になる前の状態をもとに，上司がクライエントに期待する職務遂行のレベルを明確にすることから始めます。次に現在の職務遂行レベルを明確にし，そのギャップを埋めるためのステップを定めます。「いつまでに○○の作業をどのレベルでできるようになる」といった具体的なプランを立てて，本人と共有します。これができたら，次のステップへと進みますが，もし期限までにできなかった場合にどうするかといった取り決めをしておくことが重要です。

　これを定めていないために，職場復帰して1年近くも経つのに，まだ70％程度の仕事しかできない，そのため評価を下げたが，それに対して本人は，不当な人事考課を受けたと苦情を訴えるという事態が発生してしまいます。あくまで職場復帰は一定の期間に元の職務遂行レベルに回復することが前提であると，関係者が十分に理解していることが重要です。このような事態においては，上司に対するマネジメントコンサルテーション（第3章を参照して下さい）が有効になるでしょう。

　4．その他
①危機対応
　休職中や復帰直後は自殺などのリスクが高まる時期でもあります。そのため，クライエントがどのような状態になったら，どこに連絡をするのか，危機レベルの判断と情報共有の仕組みを作っておくと良いでしょう（自殺については，第2章のリスクアセスメントを参照して下さい）。
②記録
　復職判定委員会などでは，議事録を作成し，本人を含む関係者で共有することで，「言ったはずだ」「いや，きいてない」といったトラブルを回避することにつながります。休職が必要なほどメンタルヘルス不調を抱えた人は，記憶力，理解力などが低下しています。口頭で説明しただけでは，忘れてしまうことや誤解して思い込んでしまうようなことがあります。

　特に，条件や規則，約束事などは書面にして渡すことで，本人の理解も深まるだけでなく，家族も確認することができるので，家族の協力を得るためにも有効でしょう。もちろん，守秘性の高い記録ですから，どのような形で共有し，誰がどこに保管するのかを取り決め，慎重に扱うようにしてください。

文　　献

厚生労働省（2009）『改訂 心の健康問題により休業した労働者の職場復帰支援の手引き』
　　中央労働災害防止協会

厚生労働省（2019）『テレワークにおける適切な労務管理のためのガイドライン』

久野亜希子（研究代表者）（2013）『職場復帰支援に際し，労働法の観点を明確にし，より
　　安全（健康）配慮義務に則した「モデル職場復帰支援プログラム」の作成』平成 24 年
　　度 労働者健康福祉機構 産業保健調査報告書

三浦由美子・磯崎富士雄・三尾眞由美・斎藤壮士（2014）『産業領域で働く臨床心理士の
　　ために―職場復帰支援編』東京臨床心理士会刊行

奥山学・塩畑英明・鈴木克俊・吉澤大（2010）『小さい会社の給与計算と社会保険事務』西
　　東社

菅野和夫（2012）『労働法［第 10 版］』弘文堂

コラム　リワーク

1．慣らし勤務とリワーク

　リワークとは，return to work の略語で，気分障害などの精神疾患を原因として休職している労働者に対し，職場復帰に向けたリハビリテーションを実施する機関で行われているプログラムのことです。メンタルヘルス不調者は，仕事や職場の人間関係から離れて療養している環境では回復しているように見えても，職場に戻った際に安定した状態が維持できるかどうか判断がつきにくいものです。実際に出社してみてどのような状態になるのかを見ながら，徐々に慣らしていければ理想的です。しかし，職場で慣らし勤務をするのは，処遇や労働災害の適用，人事労務管理上の位置づけなど，職場の受け入れ体制により難しい場合もあるでしょう。そこで，実際の職場に似た環境で仕事や対人関係を経験することで，療養中心の生活から仕事をする生活へと慣らしていくような，リワーク施設の役割が重要になってきます。

2．さまざまなリワーク

　リワークと言っても，その運営団体や機関によって機能面や費用面での相違があります。現在リワークは，3つに大別されます（表1参照）。利用方法や内容などが異なり，クライエントの状況によっては利用できないこともあるので，しっかりと把握しておきましょう。

表1　リワークの分類

医療系	病院やメンタルクリニックにより運営されている 専門医が常駐している 施設の利用は有料。主治医を変更しないとならないこともあるので確認が必要
行政	行政により運営されている 無料で利用できる 失業中，国や地方公共団体，特定の独立行政法人に勤務中の人は対象外になるので，事前に確認が必要
民間系	民間企業やNPO法人などが運営 失業中でも利用可能な施設もある 費用やプログラム，支援内容は運営先により異なるので，事前に確認が必要

図1　復職から再定着までのステップ

3．目的に合ったリワークを選ぶ

　リワークが療養中心の生活から仕事をする生活への慣らし期間であるなら
ば，この過程において，クライエントは病人から職業人へと変化することが
求められます。リワークを始める前に，クライエントの現状を分析し，実際
の職業場面に向けて，そのギャップを埋めるべく徐々に負荷を上げていくこ
とになります。図1はその段階をイメージしたものです。

　一般的に，ピラミッドの下から順に機能が回復していきます。もちろんこ
れ以前に休職に至った病気の症状が解消し，病状が落ち着いており，主治医
が職場復帰に向けた活動を認めている状態であることは言うまでもありませ
ん。クライエントがどの段階まで回復しているのか，どの程度複雑な業務を
遂行しなければならないのか，本人と職場の両方にヒアリングしながら，主
治医とも情報を共有することが必要です。

　さらに，どの程度の期間をリワークに費やせるのかを把握するために，人
事労務担当者に，休職期間の残日数などを確認する必要もあります。ピラミ
ッドの最上段階にある業務遂行レベルを期待されているクライエントが，生
活リズムを整え，集団で運動やストレスマネジメント研修を受けることを中
心とした活動を行うようなリワークプログラムから始める場合，職場復帰ま
でにはかなり長い時間が必要となるでしょう。

　実際の職場においては，時間的な規制の中で，他の人と調整や折衝しながら，
新しいものを作り上げていくといった複雑かつ負荷が高い状況が日常的に存在
します。そのような状況をどこまでリワークで作れるかは大きな課題でしょう。

コラム　休職中の生活を支える制度と労働災害

　労働者は，使用者との労働契約により労働の対価として賃金が支払われています。そのため，休職により労働が提供できない場合，給与が支払われないことがほとんどです。休職中の生活を維持するために，労働災害補償保険法（労災保険），健康保険法，国民・厚生年金法によって，保険給付を受けることができます。従業員が安心して休職するために，カウンセラーとしても基本的な情報提供ができると良いでしょう。従業員が休職に至った要因や経過に合わせて，どのような給付を受けることができるか，図1でフローチャートとして示しています。

　従業員の中には，自身のキャリアを振り返る中で退職を検討する方もいるでしょう。失業後に求職活動する従業員には生活の安定のために雇用保険から保険給付があります。併せて覚えておくとよいでしょう。

　それぞれの保険給付の受給の可否や手続きに関しては，それぞれ管轄する機関に問い合わせましょう。表1では，それぞれの法律で支給される保険給付の内容を一覧にしています。法律は，社会の要請によって少しずつ変化します。社会・経済・政治に関しても広く関心を持って情報を集めることが大切です。

　労働災害（労災）

　精神障害の労災認定は平成10（1998）年は4件だったのが，平成27

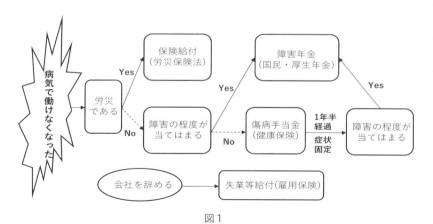

図1

表 1

休業補償給付・傷病補償給付・傷害補償給付（労災保険）	金額：平均賃金の 6 割程度〜（障害の程度によって） 期間：労働災害によって働けない間
傷病手当金（健康保険）	金額：標準報酬日額の 2 ／ 3 期間：1 年 6 カ月
障害年金（国民・厚生年金）	金額：障害基礎年金（1・2 級）＋障害厚生年金（1 〜 3 級） 期間：障害等級に該当する間
求職者給付（雇用保険）	金額：一日の平均賃金の 5 割程度（元々の給料の額による） 期間：自己都合（90 〜 150 日），会社都合（90 〜 330 日）

（2015）年には 472 件と 10 倍を超えています。産業精神衛生に携わるうえで，労災に関する理解も必要です。労災とは，業務災害として認定された場合を指します。業務災害として認定されるには，業務遂行性（労働契約に基づいて，労働者が使用者の支配下にある状態）と，業務起因性（業務と傷病との間に一定の因果関係がある）の 2 つが必要です。

　さらに労災が認められるには，"業務上の疾病"である必要があります。精神障害は，「人の生命にかかわる事故への遭遇その他心理的に過度の負担を与える事象を伴う業務による精神及び行動の障害又はこれに付随する疾病」として挙げられている疾病にあたります。業務上として認定されるのは，精神障害の発症が発症前 6 カ月間の仕事上の強いストレスによる場合です。強いストレスの例としては「業務上，生死にかかわる事態と遭遇した」「ハラスメント」「極度の長時間労働」が挙げられています。厚生労働省が「精神障害の労災認定」というリーフレットを出しているので参考にしてください。（精神障害の労災認定：http://www.mhlw.go.jp/bunya/roudoukijun/rousaihoken04/dl/120427.pdf）

第6章

研修を依頼されたら

Ⅰ コンサルテーション・ツールとしての研修

産業領域で仕事をしていると，メンタルヘルス研修の依頼を受けることもあるでしょう。読者のみなさんの中には，「大勢の前で話すことは苦手」とか，「パワーポイントなどの資料をつくることが大変」と感じる方もいらっしゃるでしょう。また，「研修はカウンセラーの仕事ではない」と講師の仕事を避けている方もいるのではないでしょうか。

1対1の関係が多いカウンセリングと異なり，研修では数十名から時には100名以上を対象とすることもあります。参加者の多くがメンタルヘルスの状態が良好で，カウンセリングにはあまりやって来ないような人々です。したがって，研修で講師に求められているのは，カウンセリングとは異なるスキルと言えます。だからといって，「研修は職務範囲ではない」と言って拒否してしまうのは，カウンセラーとしての活動領域を自ら狭めてしまうことになります。

研修は組織に対するコンサルテーション・ツールであり，カウンセラーとして集団をアセスメントすることができる貴重な機会であると考えられます。この章では，このような視点に立って「研修を行う」ということを考えてみたいと思います。以下，研修の依頼を受けた時から，実施後のフォローまで順を追って解説します。

1．研修の目的

研修は，主に人事部や産業保健スタッフ，部門長，事業主などから依頼されます。この時，必ず確認したいのが研修の目的です。「なんだ，そんなことは当たり前にやっている」と思われるかもしれませんが，依頼者がこの研修に何を期待しているかを確認する必要があります。

時として，「ラインケア研修はどこの企業もやっているから」「『労働者の心

の健康の保持増進のための指針（メンタルヘルスケア指針）』に書いてあるから」または「毎年やっているから」といった漠然とした理由で実施していないでしょうか。このように「研修を実施することが研修の目的」となってしまっているとしたら，残念なことです。有意義な研修にするために，まず依頼者に次の点を確認してください。

　1）背後にあるこの企業・組織の課題（依頼者が感じている問題の明確化）
　2）研修を受けることで，参加者にどのようになってほしいのか（ニーズ把握，ゴール確認）

　まさしくこれはマネジメントコンサルテーションで，クライエントに質問するような項目です。研修の依頼とは，「研修の実施を通して，組織の課題を解消すること」と考えると，カウンセラーとして果たすべき役割が明らかになってくると思います。

　2．研修の企画

　研修の目的を確認したら，それに沿った研修プランを立てます。この段階では，依頼者と一緒に，研修の内容や対象者，所要時間などを具体的に決めていきます。ここで重要なことは，企業・組織の抱えている課題を解消するという目的に即した内容かどうかを吟味することです。

①研修の内容

　「メンタルヘルス不調者が増えているので，これ以上不調者が出ないようにしたい」という目的であれば，従業員一般を対象にしたセルフケア研修にするか，管理監督者を対象としたラインケア研修にするかの選択肢があります。目的に沿って，どちらが適切かを検討します。

　依頼者や講師の思い入れが強過ぎて，多くの情報を詰め込んだ盛りだくさんな研修はかえって逆効果です。1回の研修，特に1時間程度の時間であれば，参加者に伝えたいことを3つ程度に絞りましょう。

②対象者と人数

　研修の内容によって，対象者も異なります。人数は，講義形式の研修ならば特に限定しませんが，演習を行うのであれば20〜30名程度までが適しています。

③研修の形式

　知識を習得するための講義形式や，スキルを習得するための演習中心の形

表1　研修骨子の例

時間	目的	内容	形式	所要時間	準備するもの
10：00	メンタルヘルス不調の部下の話を聴けるようになる	傾聴のスキル	レクチャー	10分間	スライド資料
10：10	部下の話を聴くスキルを身に着ける	傾聴のロールプレイ	2人組の演習	20分間	ロールプレイ用の事例シート

式などがあります。研修の時間に応じて，両者を組み合わせると集中力やモチベーションの維持につながります。

④日時および所要時間

参加者や職場の負担を考慮して，参加しやすい設定をすることが重要です。それに合わせて，内容も調整する必要が出てきます。

⑤実施時期

繁忙期や年度末などは避け，職場の事情や参加者の負担を十分に考慮して実施日を決めましょう。

3．研修の準備

研修の大枠が決まったら，研修の準備に入ります。会場の手配や参加者への告知等は依頼者側でやってくれることも多いでしょうが，自分でする場合はこれを最優先で行います。準備は下記のようなステップで進めると良いでしょう。

①開催の周知

研修の日時，内容が決まったら，周知を行います。単にメールで通知するだけでなく，魅力的なチラシを作ることで，悉皆研修であっても参加者のモチベーションアップにつながります。

②研修骨子（タイムテーブル）作成

研修の大枠です（表1）。これを作成しておくと，資料を作る時のガイドとなるだけでなく，実施時のタイムテーブルにもなり，とても効果的なツールです。ただ，いくら準備しても突発的な問題が発生することもあります。したがって，骨子に縛られ過ぎず，柔軟に対応できるようにしましょう。

③研修資料作成

パワーポイントで作成することが一般的になっていますが，参加者の年齢，職層，理解力，企業・組織の風土に合わせて表現を調整しましょう。たとえ

ば，専門用語やカタカナ語を好まない企業もありますし，簡単すぎると物足りないと感じる人々もいます。また，講師の台本のような文字ばかりの資料は不適切です。スライド1枚に入れる文字数は少なく抑え，文字を大きくしたり，図やイラストなどを用いたりすることで，参加者が長時間見ていても疲れないような工夫が必要です。

　研修は，人の集中力の持続時間，学習を促進するための工夫，記憶のしくみ，理解力の発達など心理学の多様な知識を活用するところであり，カウンセラーとしての腕の見せどころです。

④リハーサル

　実施の前にはリハーサルをしましょう。時間配分，声の大きさ，立ち位置，視線の配り方などを誰かに見て評価してもらったり，ビデオに録画してチェックしたりするのは効果的です。練習を重ねることで自信がつき，あがらずに実施することができるようになります。

　4．研修の実施

　研修の当日は，余裕をもって会場に入りましょう。プロジェクターなどの機材の点検や映写する資料の操作などを一通りチェックします。

　参加者の集中力を持続させるために，さまざまな刺激を織り交ぜる工夫が必要です。参加者を指名して答えてもらったり，クイズ形式にして正解と思うものに挙手してもらったりするなどの参加型的な要素を取り入れる，ホワイトボードに要点を記入する，配布資料に参加者が記入する部分を作る，演習を取り入れるなどしてみましょう。

　カウンセリングが常に同じ流れで進まないのと同じように，研修も参加者の反応次第で流れや効果が変わります。参加者の表情やしぐさ，発言や質問などの出方を見て，説明の仕方や進行のスピードなどを調整しましょう。居眠りをしている人が目立つようであれば，休憩をとって換気をする，ストレッチを行うなどリフレッシュできる時間を持ちましょう。セリフを読むような話し方をするのではなく，話すスピードを変えたり，声量に強弱の変化をつけたり，視点を一定にせず会場の参加者全体を見渡して話したりするなど，変化をつけましょう。

5．研修の効果測定

　研修の後でアンケートを取ることが多いと思いますが，アンケートの質問項目がこの研修の目的に沿ったものか確認しましょう。部下のメンタルヘルスケアのためのラインケア研修であれば，「部下の不調を発見するためのポイントがわかった」など，ラインによるケアに必要な知識と方法の習得ができたかどうかが基準になります。「講師の話し方はわかりやすかった」「講義の進め方は適切だった」など，講師を評価するための内容に偏っていないか注意しましょう。アンケートは選択式を多くし，自由記述を少なくして回答に負担がかからないように配慮しましょう。負担を少なくすることでアンケートの回収率が高くなります。アンケートの作成例がダウンロード資料にありますので，参考にしてください。

　研修の効果測定としては，当初問題として挙がっていた事態が改善したかという視点も欠かせません。「ストレスチェックの結果，高ストレス者が多く出た」ということが研修実施の背景にある問題であれば，「次回のストレスチェックの結果で高ストレス者が減少したしたかどうか」が効果測定の指標の一つとなります。そうはいっても，一度の研修で大きな効果を上げることは期待できません。何回も研修を重ねることで効果が上がっていきます。

　前述のように，研修は組織に対するコンサルテーション・ツールでもあります。「問題の把握⇒問題解決のための行動（研修の実施）⇒問題の解決度合の確認」という流れから効果測定を行い，研修の成果を報告することで，研修依頼者の評価にもつながります。そして，さらなる研修の依頼につながり，その企業・組織における活動領域の拡大につながるでしょう。

6．研修の意義

　研修は企業・組織をアセスメントする上で，臨床的な意義も大きいものです。参加者を観察することで，組織の健康状態を把握することができます。たとえば，参加者が使う言葉やコミュニケーション方法などから企業・組織の風土や課題を見立てることができます。集合時間の守り方，演習の際の積極性，研修中の離席や携帯電話や呼び出しなどへの対応などを見ていると，その組織における普段の働き方が見えてきます。標準的な参加者の状態とカウンセリングの来談者を比較することで，クライエントがどの程度その職場集団から逸脱しているのか推定することもできます。

　カウンセラーというと「メンタルヘルス不調になった時にしか会わない人であり，自分とは関係ない人」と思われてしまうこともありますが，研修講師として顔を売っておくと，健康的なイメージにつながりやすく，距離も縮まります。研修の機会を生かして，企業・組織の中の立場を確立していきましょう。

II　セルフケア研修

　企業・組織では社員にさまざまな研修を行っているため，風土としてメンタルヘルス研修も馴染みやすいものです。したがって，テーマや対象を比較的自由に設定できるセルフケア研修の依頼は必然的に多くなるでしょう。この節では，産業領域で働き始めた経験の浅いカウンセラーが，セルフケア研修を行っていくためのヒントを紹介していきます。

1．セルフケア研修の目的と対象
　目的はテーマによってさまざまですが，従業員自身がメンタルヘルスに関する知識を身につけ，活用できるようになることを目指しています。つまり，メンタルヘルス・リテラシーを高めることが大きな目的となります。
　研修の目的とは別に，セルフケア研修は，従業員，人事労務担当者，カウンセラーそれぞれにとってチャンスでもあります。従業員にとっては，自分が相談できるカウンセラーを見極めるチャンスとなります。人事労務担当者にとっては，重要な案件を相談できる専門家であるか，カウンセラーを見極めるチャンスとなります。カウンセラーにとっては，多くの従業員や人事労務担当者に対してアピールできれば，職場内で信頼を得て，幅広い仕事の依頼へとつながるチャンスとなっていきます。
　『労働者の心の健康の保持増進ための指針』において，セルフケアとは「労働者自身がストレスや心の健康について理解し，自らのストレスを予防，軽減あるいはこれに対処する」こととされています。つまり，セルフケアの対象者が労働者であれば，新入社員，リーダー，管理監督者も含んでいることになります。当然，研修は参加者に合わせた企画構成が求められます。悉皆なのか任意参加なのか，企画部署が人事部や総務部なのか健康管理の部門なのかなど，参加者がどのように集まったのかも留意する必要があるのです。

2．セルフケア研修の企画

　依頼者の期待や組織が抱える課題や目標をしっかり確認し，対象者に合わせて，与えられた枠組みの中で研修を計画することになります。しかし，依頼者側のニーズが曖昧な場合もあります。カウンセラーとして気がついていることや感じていることを上手に織り込み，企業・組織にとって意味のある企画にしましょう。また，メンタルヘルスの専門家として，厚生労働省が紹介しているセルフケアの考え方を理解しておくことも必要です。『労働者の心の健康の保持増進のための指針』には労働者への教育研修・情報提供で行う内容として以下の内容が示されています。

労働者への教育研修・情報提供

　1）メンタルヘルスケアに関する事業場の方針
　2）ストレスおよびメンタルヘルスに関する基礎知識
　3）セルフケアの重要性および心の健康問題に対する正しい態度
　4）ストレスへの気づき方
　5）ストレスへの予防，軽減およびストレスへの対処の方法
　6）自発的な相談の有用性
　7）事業場内の相談先および事業場外資源に関する情報

3．セルフケア研修のカリキュラム例

①ストレスの仕組みを理解する

　ストレスの説明：セリエ，キャノン，ラザルスのストレス理論，ホルムズとレイのライフイベント理論（ストレス・マグニチュード）が利用できます。職場におけるストレス理論が第Ⅲ節のラインケアで，ホルムズとレイのストレス・マグニチュードが第8章事例編事例1で紹介されていますので，参照してください。

　また，キャリア発達におけるストレス，リアリティ・ショックや中期キャリア危機について触れておいてもいいでしょう。これについては，第7章第Ⅱ節で解説していますので，参照してください。

②ストレスと生産性の関係

　ストレスには生産性を上げる良いストレス（ユーストレス）と下げる悪いストレス（ディストレス）があります。ヤーキズ・ドットソンの法則などをもとに，適度なストレスが生産性を上げることを説明します。さらに時間的

余裕があれば，ポジティブ心理学，ワーク・エンゲイジメント，SOC（首尾一貫感覚）など，個人の生活の質やパフォーマンスを上げる考え方についても触れておく良いでしょう。

③自身のストレス状況についての把握・自己理解

　ストレスチェック：参加者にストレスチェックを実際に受けてもらうと，自身のストレス状態への気づきにつながるだけでなく，研修への参加のモチベーションも高めることができます。ストレスチェック制度で推奨されている職業性ストレス簡易調査票は，全国のデータやマニュアルなどが公開されており，利用しやすいです。ストレスチェックについては第5章を参照してください。

　エゴグラム：エリック・バーンの交流分析を基に，デュセイによって考案された性格診断であるエゴグラムは，ストレスチェックと同様に簡単に実施することができます。性格だけでなく，コミュニケーションの特性についても理解が深まるので，幅広く利用できます。東大式エゴグラムは有料ですが，桂式自己成長エゴグラムは無料で利用が可能です。

　なお，ストレスチェックやエゴグラムなどの質問票を実施する場合，講師が質問項目を読み上げると，回答の時間がコントロールしやすくなります。

④ストレス対処法を身につける

　ストレスコーピング：ラザルスの理論では，ストレス対処として，ストレス要因に直接働きかける問題焦点型と，ストレスによって生じた感情をコントロールしようとする情動焦点型があります。

　ストレスに強い生活習慣：食事，運動，睡眠など生活習慣とストレとの関係が深く，メンタルヘルスの研修の中でも取り上げたい項目です。特に睡眠に関しては，うつ病などの精神疾患と大きく関係しているので，睡眠のメカニズムや正しい睡眠のとり方について丁寧に説明する必要があります。平成26年に厚生労働省が発表した『健康づくりのための睡眠指針2014』を参考にしてください。最近話題になっている睡眠負債という概念もマークしておきましょう。

　認知行動療法：人の生活体験を認知，感情，行動，身体の領域に分け，考え方のクセがその人の行動を規定するとする認知モデルは自身を客観的に捉えられるようになります。認知行動療法の技法である行動活性化技法，コラム法（認知再構成法），問題解決技法はストレス対処に効果的です。『うつ病

のための認知療法・認知行動療法治療者マニュアル』が厚生労働省のサイトで紹介されていますので，参考にしてください。

　コミュニケーションスキル：アサーション，傾聴，開かれた質問と閉ざされた質問などのテーマが利用できます。ロールプレイなどを取り入れ，体験学習形式にすると理解やモチベーションが高まります。対人援助職には，バーンアウト，アンガーマネジメントなどの内容も効果的です。

　ソーシャルサポート：周囲の人からのさまざまな物質的・心理的援助であるソーシャルサポートの重要性を強調します。

⑤リラクセーション・ストレス対処法の実践

　ストレッチ，ヨガ，ツボ押し，アロマセラピー，自律訓練法，漸進的筋弛緩法，呼吸法などがあります。自分のスキルに合わせて，利用しやすいものを選択すると良いでしょう。研修の合間に入れることで，参加者のリフレッシュにつながり，集中力が維持されます。

　ストレス対処の一つとして，笑うことや泣くことの効用について触れても良いでしょう。その他，東日本大震災でも活用されたタッピング・タッチや，アメリカ，シリコンバレーで人気を集め，日本でも司法領域を含め，さまざまな領域で活用されているマインドフルネスがあります。リラクセーションやストレス対処法の中には，比較的所要時間を短く設定できるものが多く，全体の時間調整にも便利です。

⑥情報提供

　心の病気の基礎知識：心の病気について正しい知識を持ってもらうことは大切です。専門的になり過ぎず，かつ，誤解を与えないように正確な情報を伝えることが大切です。

　相談窓口：社員が利用可能な相談窓口を，研修の機会などに情報提供すると日々の相談業務につながります。

　4．研修の構成と実施のコツ

　メンタルヘルス研修への参加者のモチベーションはさまざまです。講師の話術で参加者の集中力を維持するのが理想ですが，初めからうまくいくものではありません。集中力を維持する一つの方法として，知識を伝達するセクションとワークのセクションを組み合わせながら研修を構成するやり方があります。研修の中で緩急がつき，参加者は集中しやすくなります。また，講

師にとって「話をしているだけ」,参加者にとって「話をきいているだけ」という立場から解放されるため,負担が減ります。たとえば,「ストレスチェックを実際にやってもらってから,ストレスの講義をする」「講義の部分が15分続けば,アイスブレイクやディスカッションを入れ,参加者が話したり,作業ができるセクションを入れたりする」「簡単な質問をして手を挙げてもらう」など,いろいろなやり方があります。

　専門用語はあまり使わず,身近な具体例を使い,講義の内容が固くなりすぎない配慮も必要です。新入社員研修など,対象者が明確な場合には,漫画やアニメ,キャラクターなども含め,受け入れられやすい例を説明の中に入れるだけで,参加者は聞きやすくなります。

　経験が少なく自信がない時は準備が大切です。読み原稿を作ることや誰かに聞いてもらう形でのリハーサルをするだけで,本番ではかなり話しやすくなります。

　また,タイムマネジメントも重要です。指定された時間に終われるように,きちんと時間管理をしましょう。1時間以上の研修であれば,予定時間通りか少し早めに終えられると,講師に対する参加者の印象が良くなります。最後にアンケートを実施する場合は,記入する時間も計算に入れましょう。

　参加者は,産業保健スタッフやカウンセラーといった専門家ではないことがほとんどです。メンタルヘルスに関して,その場では一番の専門家と自負し,自信を持って講師の役割を務めましょう。

　ダウンロード資料には,セルフケア研修のスライド資料（例）がありますので,参考にしてください。

Ⅲ　ラインケア研修

　職場で行うメンタルヘルス研修には,すでに紹介したセルフケア研修と,管理監督者を対象にしたラインケア研修があります。ラインケア研修を行う場合,講師に一通りの職場のメンタルヘルスに関する知識が求められるため,セルフケア研修より少々ハードルが高くなります。逆に言うと,説得力のある確かな研修を行うことで,管理監督者からの信頼を得ることができます。

　『労働者の心の健康の保持増進のための指針』には管理監督者への教育研修・情報提供の内容として以下の内容が記載されています。

管理監督者への教育研修・情報提供

1）メンタルヘルスケアに関する事業場の方針

2）職場でメンタルヘルスケアを行う意義

3）ストレスおよびメンタルヘルスに関する基礎知識

4）管理監督者の役割および心の健康問題に対する正しい態度

5）職場環境等の評価および改善の方法

6）労働者からの相談対応（話の聴き方，情報提供および助言の方法）

7）心の健康問題により休業した者への職場復帰支援の方法

8）事業場内産業保健スタッフ等との連携およびこれを通じた事業場外資源との連携の方法

9）セルフケアの方法

10）事業場内の相談先および事業場外資源に関する情報

11）健康情報を含む労働者の個人情報の保護等

1．ラインケア研修の目的

　ラインケア研修は，管理監督者を対象に，メンタルヘルスに関する知識や対応のスキルを伝えることを目的としています。職場のメンタルヘルスは管理監督者に大きくかかっています。安全配慮義務の実行責任者である管理監督者には，研修を通じて適切な対応ができるように支援を行います。

　平成21年度厚生労働科学研究費労働安全総合研究事業の研究報告書『労働者のメンタルヘルス不調の第一次予防の浸透手法に関する調査研究』の「科学的根拠によるEBMガイドライン開発：管理監督者教育の普及・浸透」では，管理監督者を対象とした研修の効果がまとめられていますので，参考にしてください。

2．ラインケア研修のカリキュラム例

　実際の研修に盛り込む内容には以下のものが挙げられます。研修時間や必要に応じ，組み合わせを行ってください。研修では精神医学や心理学などの専門用語を提示することもありますが，参加者にわかりやすく伝えるプレゼンテーション能力が求められます。研修は，大きく講義形式と演習形式に分けることができます。演習に関する内容には［演習］がついています。

①職場のメンタルヘルス対策の意義と重要性

　・職場のメンタルヘルスの現状

　職場のメンタルヘルスの現状について,「悪化している」とただ印象を伝えるのではなく，データを用いて解説すると説得力が増します。下記の調査データを参考にするとよいでしょう。

　　　　・厚生労働省：労働者安全衛生調査（2013 年から 1 〜 2 年ごとに実施）

　　　　　　　　　　精神障害の労災補償状況（毎年実施）

　　　　　　　　　　患者調査（3 年ごとに実施）

　　　　・日本生産性本部メンタル・ヘルス研究所の調査（毎年実施）

　　　　・労働政策研究・研修機構の調査

　入手可能であれば研修を行う企業・組織のメンタルヘルス状況のデータも提示すると，参加者のモチベーションがより高まります。

②メンタルヘルスケアの基本的な考え方

　一次予防，二次予防，三次予防（第 1 章メンタルヘルスの基礎知識参照）の基本概念を提示し，それぞれの重要性と具体的な取り組みを解説します。また,『労働者の心の健康の保持増進のための指針』の中に示された 4 つのケア（第 1 章メンタルヘルスの基礎知識参照）のラインによるケアを強調し，管理監督者の役割の重要性を訴えます。

③職場におけるストレス

　NIOSH（アメリカ国立労働安全衛生研究所）の職業性ストレスモデル,カラセックの仕事要求度－コントロールモデル（『職業性ストレス簡易調査票』はこの 2 つのモデルに基づいて作成されています),シーグリストの努力－報酬不均衡モデル（2012 年に公表された『新職業性ストレス簡易調査票』にはこのモデルの視点が組み込まれています),ストレス脆弱性モデル（労災の認定基準はこのモデルをもとにしています）などを解説し，職場のストレス発生のメカニズムについての理解を促します。

④ストレスの発生と労災

　1）安全配慮義務とは：安全配慮義務は，危険作業や有害物質の扱いだけではなく，現在ではメンタルヘルスを含めて考えられるようになっていることを強調します。安全配慮義務の規定は労働安全衛生法にはなく，労働契約法に明記されています。安全配慮義務については第 1 章，法律については第 2 章のコラム「産業領域における法律」を参照してください。

　2）企業・組織におけるメンタルヘルス対策と社会的責任：メンタルヘルスケアは企業・組織の社会的責任（CSR）にかかってくること，そして，経済性の観点からもメンタルヘルス不調に伴うパフォーマンスの低下が大きな経済的損失をもたらします。さらには改善されないままの状態を放置することにより，法的責任が問われかねない時代であることを伝えます。経済的損失については，厚生労働省が 2010 年（平成 22 年）に発表した『自殺・うつの経済的便益』が参考になります。

　3）労災の判例：法的責任を問われた代表的な判例として，メンタルヘルス対策を考える契機となった 1991 年（平成 3 年）の電通事件や 2014 年（平成 26 年）に最高裁判決が出た東芝うつ病事件などがあります。電通では2016 年（平成 28 年）にも再び労災認定となる過労自殺事件を起こしました。2013 年に亡くなった NHK の女性記者も 2017 年に労災認定されています。精神障害の労災件数は増加する一方で，2019 年（令和元年）度は請求件数 2,060 件，認定件数 509 件と，ともに過去最高を更新しました。

⑤管理職の役割

　1）部下の不調に気づく：勤怠状況，職務遂行能力，表情や言動の変化など，不調のサインを解説します。そのサインに気づき，早期に対応することが重要であること，不調のサインに気づくためには常日頃から部下と接し，平常の状態を知っているからこそ，いつもと違う変化に気づくことができることを強調します。

　2）部下の話を聴く：

・積極的傾聴法：言うまでもなく，ロジャースの三原則に基づいた人間尊重の立場で相手の話を聴く技法です。管理監督者がこの技法を身に着けることで，職場のコミュニケーションが活性化します。その結果，部下が管理監督者に相談しやすくなり，部下のメンタルヘルス不調に対する早期発見・早期対応が可能となります。

・傾聴のロールプレイ［演習］：積極的傾聴法の目的や進め方を説明した後，グループ分け（ペア 2 名またはオブザーバーを加えた 3 名のグループを編成。参加人数によって調整）をして始めます。事前にアイスブレイクを行うと，話しやすい雰囲気で進めることができます。ロールプレイ（役割を交代して実施）の後，振り返りを行います。振り返りは参加者同士のディスカッション，感想のシェアリング，最後にまとめとファシリテーターのコメン

トという流れで進めていきます。

　部下の話を傾聴するのは当たり前という管理監督者も少なくないと思います が，傾聴してもらうことの重要性を実感する体験学習であることを強調し， 積極的な参加を促しましょう。

　3）専門家へつなぐ：困った時は職場だけで解決しようとせず，相談窓口 につなげるように伝えます。社内の相談窓口だけでなく，社外の相談窓口や 医療機関の情報も伝えると，幅広い支援を受けることが可能になります。

　4）不調者を出さない職場環境づくり：

・職場環境改善：管理監督者の重要な役割の一つに職場環境の改善および 調整があります。ストレス要因となる問題点があれば，それを把握し，改善 を図る必要があります。積極的なリーダーシップを発揮し，業務の進め方， 勤務形態などを改善し，健康的で風通しの良い職場づくりが重要であること を伝えます。NIOSH（アメリカ国立労働安全衛生研究所）では健康職場モデ ルを提唱し，労働者の健康や満足感と職場の業績や生産性を両立することが 可能であるとしています。このモデルを参考に日本でも「健康いきいき職場 づくり」が提唱されています。

・ハラスメントの防止：パワーハラスメントやセクシャルハラスメントが 職場環境を悪化させ，従業員のパフォーマンスを低下させることを伝え，適 切な部下の指導管理や職場づくりを解説します。2018年に制定された労働 施策総合推進法によって，パワーハラスメント対策が義務化されたことから （2020年6月施行，中小企業では2022年4月施行），この内容に関する研 修の依頼が今後増える可能性があります。厚生労働省の「あかるい職場応援 団」のサイトには，研修スライドを含め，さまざまな資料がありますので， 参考にしてください。

⑥管理職に必要な知識

　1）心の病気に関する基礎知識：うつ病を中心とした心の病気に関する初 歩的な知識を解説します。病気への正しい知識を伝えることで，病気への偏 見を解消することができます。職場で問題化している発達障害やパーソナリ ティ障害は誤解を招きやすいので，研修で扱う場合は細心の注意が必要です。

　2）事例性と疾病性：不調者対応においては，事例性（勤務実績や勤務態 度などの客観的事実）と疾病性（症状や病名に関すること）に基づく対応の 仕方があることを紹介し，職場では事例性に基づく対応を行うことを強調し

ます。

⑦管理監督者のセルフケア

　管理監督者がメンタルヘルス不調では，部下のケアも満足にできません。自身のセルフケアも不可欠であることを伝え，第Ⅱ節のセルフケア研修の内容を盛り込みます。

⑧その他

　1）職場復帰支援の進め方：メンタルヘルス不調者の復職は，対応を間違えると，長期の休職につながったり，困難化したりします。厚生労働省が公表した『心の健康問題により休業した労働者の職場復帰支援の手引き』をもとに，企業・組織の事情や制度に即した復職の進め方を解説します。復職のタイミングの見極め，主治医・産業医・産業保健スタッフ・人事などの関係者との連携の仕方は丁寧に解説する必要があります。職場復帰支援については第5章を参考にしてください。

　2）事例検討［演習］：事例検討は，提示した事例をもとに不調者への対応や職場復帰支援の進め方について，参加者同士が検討し，対応方法のスキルを身に着けてもらうものです。普段職場で孤立しがちな管理監督者がお互いの苦労を労い，情報交換をする場としての機能も合わせ持っています。

　事例検討に提示する適当な事例がない場合，厚生労働省の「働く人のメンタルヘルス・ポータルサイト　こころの耳」が参考になります。それ以外にもこのサイトではメンタルヘルスに関わるさまざまな情報が得られます。

　3．ラインケア研修の意義

　セルフケアと同様に，研修終了後，参加者にアンケートを実施すると，自分の研修を振り返り，その後の研修に活かすことができます。また，事前にアンケートを実施して，研修で取り上げてほしい内容を確認してから行うのも良いでしょう。ニーズ・アナリシスを行い，それに沿った研修を行うことで参加者のモチベーションが高まります。

　ラインケア研修は，マネジメントコンサルテーションとともに管理監督者を支える重要な手段の一つです。産業領域における臨床活動では，管理監督者との信頼関係が欠かせません。研修を通して，管理監督者から専門家としての信頼が得られるように，しっかりと講師の責務を果たしましょう。

　ダウンロード資料には，ラインケア研修のスライド資料（例）があります

ので，参考にしてください。

IV　オンライン研修

1．オンライン研修とは

2020年の感染症拡大以降，オンライン研修が急速に普及しました。オンライン研修の機会が増え，今後，カウンセラーもオンライン研修のスキルが求められるようになるでしょう。テレワークが一つの働き方として定着するように，オンライン研修も研修の一形態として定着する可能性があります。集合研修とオンライン研修のメリット，デメリットを考え，研修の開催方法を検討していく必要があります。表2に集合研修とオンライン研修の違いをまとめたので，参考にしてください。

オンライン研修は大きく2つに分けられます。リアルタイム研修とオンデマンド研修です。

①リアルタイム研修

リアルタイム研修はライブ研修とも言い，オンライン会議システムを用いてリアルタイムで行う研修です。同じ会場にいなくても同じ時間に実施するため，オンライン会議システムを通して講師と参加者，参加者同士のコミュニケーションをとることができます。参加者から講師に質問ができるので，通常実施する集合研修に近い研修ができるというメリットがあります。しかし，参加者もある程度パソコンやオンライン会議システムの操作に慣れておく必要があり，講師や運営スタッフもネットワークのトラブルに対応するスキルが求められます。

②オンデマンド研修

オンデマンド研修は従来のeラーニングと同様に，あらかじめ制作された研修動画などのコンテンツを，参加者が都合の良い時間に受講できるというものです。しかし，参加者が講師や他の参加者とコミュニケーションをとることができないため，集中力やモチベーションが低下し，聞き流しになりやすいというデメリットがあります。

会社によっては，個人端末を所有する事務職と，個人端末を所有しない工場勤務の労働者を対象に同時に研修を行う場合など，通常の集合研修とオンライン研修を組み合わせて実施する場合もあるでしょう。また，一度実施し

表2　集合研修とオンライン研修の違い

	集合研修	オンライン研修
事前準備	会場を確保 資料を参加者の人数分印刷	パソコンなどの機材を準備 参加者に案内，資料（データ）を送付
当日の作業	会場設営，受付を準備 参加者の誘導を行う 会場で資料を配布 会場で講義を行う 終了後，撤収作業を行う	ネットワーク，機器の接続を確認 パソコンで講義の配信を行う メールやチャットで追加資料を送付
参加者	決められた開催時間に決められた会場に集まる	配信時間にどこからでも参加可能 オンライン会議システムの操作に慣れておくことが必要
メリット	長時間の研修も可能 参加者の反応がわかりやすい 臨機応変な対応が可能 複雑なワークが可能	会場が不要 密を避けることができる 準備，撤収が簡単 少ないスタッフで運営できる 録画してオンデマンド研修として利用が可能
デメリット	会場が必要 密になりやすい 会場への移動が必要 ある程度の人数のスタッフが必要 準備，撤収が大変	疲労しやすく，長時間は不可 参加者の反応がわかりにくい 参加者の管理が難しい 複雑なワークは難しい ネットワークや機器のトラブルのリスクがある セキュリティの問題がある

たリアルタイム研修を録画しておき，当日参加できなかった社員に対してオンデマンド研修として利用する場合も考えられます。以下に，リアルタイム研修を中心に，オンライン研修を実施する際の注意点について解説します。

　2．オンライン研修実施にあたって

　オンライン研修では，集合研修とはまた違った工夫が必要となります。研修中，参加者はモニターを注視することになりますが，長時間モニターを見続け，講義に集中するのはとても疲労するものです。2019年にリニューアルされた厚生労働省の『情報機器作業における労働衛生管理のためのガイドライン』でも，「一連続作業時間が1時間を超えないようにすること，作業途

中，1，2回の小休止をとること，次の連続作業までに 10 ～ 15 分の作業休止をとること」など使用基準が定められています。参加者が疲労したり，集中力が低下したりしないように研修全体の時間を短くし，適宜休憩をはさむようにしましょう。

　途中眠くなったり，集中力がなくなったりしても，集合研修では周りの目を気にして参加者は我慢しようと努めます。しかし，オンライン研修ではその抑止力がなくなり，離脱しやすくなります。また，どこをやっているかわからなくなっても隣の人にきくことができません。したがって，オンライン研修では，離脱者をどうなくすか，離脱した参加者をどう復帰させるかの対策が必要です。

①機器やシステムに慣れておく

　オンライン会議システムを利用して行うため，ICT 機器やオンライン会議システムの操作に慣れておくことが前提となります。開始前には動作確認やネットワークへの接続テストを念入りに行っておきましょう。オンライン研修のトラブルのほとんどは，ネットワークの問題です。安定したインターネット接続には Wi-Fi ではなく，有線 LAN の使用をお勧めします。万が一メインに使っているパソコンがダウンした時のために，サブのパソコンを用意しておくと安心です。

②事前に案内や資料の配布を行う

　研修開催の１週間前くらいまでに資料や操作マニュアルを添付して参加の案内メールを送ります。念のため，直前にもリマインドメールを送っておきましょう。追加の資料は，当日にメールやチャットを利用して送ることができます。

③構成を考える

　集合研修であれば１日フルの研修も可能ですが，オンライン研修は疲労しやすいため，全体で２～３時間を限度にしてデザインする必要があります。また，集中できる時間は 30 分～１時間を目安とし，一度休憩を入れるようにしましょう。休憩時にストレッチなど身体を使う動きを入れると，眠気防止や気分転換になります。講義だけでなく，ビデオ視聴，ディスカッション，リラクセーションなどを組み合わせて構成を考えましょう。

④ワークやディスカッションを取り入れる

　グループセッションを使ってワークやディスカッションを行うことができ

ます。全員が発言できるように1つのグループの人数は少なめにし，設定された時間を効率的に使うためにグループごとに司会やファシリテーター，タイムキーパーを決めて行いましょう。グループ内で画面共有をしたり，ホワイトボード使ったりすることができます。ただし，オンライン会議システムでは，参加者が協働して何かを作り上げたり，複雑な作業を行ったりするワークには向いていません。

⑤オペレーターを設置する

　ホストは複数設定し，講師は講義に専念するために，オンライン会議システムに慣れた人にオペレーター（進行補助役）を担当してもらいましょう。参加者の入退室管理や機械的なトラブルの対処は，オペレーターに任せます。通信環境によっては，途中で通信が落ちてしまう参加者がいるため，オペレーターはなるべく2人以上設定することをお勧めします。

⑥参加者に顔出しを推奨する

　参加者にはカメラをオンにした「顔出し」を推奨しましょう。顔出しをしないと，参加者の緊張感が薄れ，聞き流しや離脱する人が出やすくなります。オンライン研修は参加者の反応がわかりにくいため，講師のモチベーション維持のためにも顔出しが望ましいでしょう。自宅で受講する人には，バーチャル背景などを利用してもらう方法もあります。

　ただ，講義中ずっと顔出しを続けるのは疲れるので，参加者が顔出しをしなくてもいい時間を作ったり，発言する時にだけ顔出しをしてもらったりしても良いでしょう。また，顔出しを拒否する参加者には強制しない配慮が必要です。

⑦参加者に操作方法のトレーニングを行う

　参加者がオンライン会議システムの基本的な操作方法を知っていることが必要です。操作に慣れていない参加者がいる場合は，操作マニュアルを用意したり，研修前に操作方法（マイクやビデオのオン／オフの操作，画面表示の切り替えなど）のトレーニングを実施したりして，操作ができないことによる参加者の離脱を防ぎましょう。参加者の名前は，運営側の要望に応じて変えてもらうと良いでしょう。名前の後に所属や興味関心などを加えると，他の参加者に対する親しみが湧き，参加者同士のコミュニケーションが促進されます。

⑧講師の心構え

　集合研修でももちろんのことですが，なるべくゆっくり話し，同音異義語は避け，重要な箇所は繰り返すなど参加者の聞き逃しがないように注意しましょう。また，今どこをやっているかという「現在地」を適宜示すことで，離脱しそうな人も復帰しやすくなります。

　カメラに視線を向け，なるべく笑顔を心がけましょう。カメラ目線で話されると，参加者は自分に語りかけられているように感じます。ただし，直視されるのが苦手な参加者もいるので，通常はパソコン画面に視線を向けておき，時々カメラを見つけるくらいの方が参加者は気楽に受講できるでしょう。表情や動作も，いつもより大きめに行いましょう。講師の表情がわかるように，ライティングにも注意しましょう。

⑨画面共有を活用する

　画面共有を行うことで，通常の研修のようにパワーポイントのスライドショーで講義を行うことができます。その他，ワードやエクセルはもちろん，動画など，さまざまなファイルを共有することができます。画面共有する場合は，デスクトップの画面も参加者と共有されてしまうため，デスクトップ上に個人情報を置かないように注意しましょう。講義中は集中してもらうために，プライベートチャットを禁止に，全員のマイクをミュートに設定しておきましょう。

⑩参加者からのリアクションを求める

　研修の臨場感や講師と参加者の双方向性を維持するために，適宜参加者からのリアクションを求めたり，質問を受けたりするようにしましょう。質問する際は，チャットを使う，手を挙げる機能を使うという方法もありますが，実際に手を挙げてもらうのも一つの方法です。OK の時は，手で大きく○を作ってもらうというのも良いでしょう。

⑪アンケートの回収

　オンライン研修では，集合研修のようにアンケート用紙を直接回収することができません。メールを使ってデータのアンケート用紙を回収することもできますが，匿名性を確保できないという問題があります。オンライン研修では投票機能や Google フォームなどの WEB アンケートを利用して集計する方法も検討しましょう。

　以上，オンライン研修について解説してきました。日本ではオンライン会議システムが普及し始めたたばかりです。講師も参加者もオンライン研修に未だなかなか慣れない状況ですので，回数を重ねながら経験を積んでいきましょう。オンライン会議システムの使用法の詳細につきましては，それぞれのマニュアルを参照してください。

知っておくと便利な DVD 教材
　研修は DVD の視聴を取り入れると，変化が生まれ，より集中しやすくなります。また，視覚的な情報が加わることで講義内容の理解も深まります。研修の時間的余裕や経済的余裕があり，機材の手配が可能である場合，利用を考えてもいいでしょう。職場のメンタルヘルスやパワーハラスメント，セクシャルハラスメントに関する DVD は以下の会社で制作されています。
■株式会社アスパクリエイト（http://www.asp-create.com/index.html）
■日本経済新聞出版社（http://www.nikkeibook.com/video.php）
■ PHP 研究所（http://www.php.co.jp/hrd/theme07.php）
　パワーハラスメントの動画は，「明るい職場応援団」のサイトにもアップされていますので，ご利用ください。

文　　　献
芦原睦・桂戴作（1992）『自分がわかる心理テスト―知らない自分が見えてくる』講談社
芦原睦（1995）『自分がわかる心理テスト PART2 ―エゴグラム 243 パターン全解説』講談社
ビズパワーズ『講師のための Zoom 活用セミナー【入門編】』
厚生労働省（2009）『うつ病のための認知療法・認知行動療法治療者マニュアル』（https://www.mhlw.go.jp/bunya/shougaihoken/kokoro/dl/01.pdf）
厚生労働省（2009）『労働者のメンタルヘルス不調の第一次予防の浸透手法に関する調査研究』（https://mental.m.u-tokyo.ac.jp/jstress/H21%E5%B9%B4%E5%BA%A6%E7%B7%8F%E6%8B%AC%E3%83%BB%E5%88%86%E6%8B%85%E7%A0%94%E7%A9%B6%E5%A0%B1%E5%91%8A%E6%9B%B8p1-143r.pdf）
厚生労働省（2010）『自殺・うつの経済的便益』（https://www.mhlw.go.jp/stf/houdou/2r9852000000qvsy.html）
厚生労働省（2014）『健康づくりのための睡眠指針　2014』（https://www.mhlw.go.jp/stf/seisakunitsuite/bunya/kenkou_iryou/kenkou/suimin/）
厚生労働省（2019）『精神障害の労災補償状況』（https://www.mhlw.go.jp/content/11402000/000521999.pdf）

厚生労働省（2020）『労働者の心の健康の保持増進のための指針』（https://www.mhlw.go.jp/content/000560416.pdf）

三浦由美子・斎藤壮士・磯崎富士雄・斎藤壮士（2015）『産業領域で働く臨床心理士のために―研修の企画・実施編』東京臨床心理士会刊行

日本能率協会コンサルティング（JMCA）リモート生産性向上研究会編（2020）『テレワーク50のコツ』日本能率協会マネジメントセンター

キャリア発達支援

I　産業臨床におけるキャリア発達支援

　クライエントはさまざまな問題を抱えて来談しますが，相談内容は必ずしもメンタルヘルスの問題とは限りません。第 5 章では職場復帰支援について解説しましたが，休職に至った要因にもキャリアの問題が絡んでいることがあります。こうしたクライエントに対応する場合，キャリア発達理論を知っていると，問題を解決する糸口となります。キャリアに問題を抱えている人は，問題の背景に今の仕事への適性に疑問を感じていることが少なくありません。そして，主に次のような状態にあることが考えられます。

・キャリア発達上の現在地を見失っている
・キャリアの発達課題を克服できなくなっている
・キャリアのミスマッチを感じている
・転機や節目を迎え，対応に苦慮している

　では，まず，そもそも「キャリア」とは何かを考えてみましょう。

1．キャリアとは何か

　キャリアときくと，一般的に職業，職務，職位，履歴，進路，資格などが思い浮かびますが，広義では人の生涯，個人の人生とその生き方そのものとして捉えられています。キャリアは中世ラテン語の「車道」を起源とし，やがて「人が通る行路」「足跡」「遍歴」などを意味するようになりました。

　キャリア発達理論において，スーパー Super, D. E.（1980）は，キャリアを「生涯において，ある個人が果たす一連の役割およびその役割の組み合わせ」と定義し，シャイン Schein, E. H.（1978）は「人の一生を通じての仕事」「生涯を通じての人間の生き方，その表現のしかた」であると定義しています。ハンセン Hansen, L. S.（1997）は，家庭における役割から社会における役割まで幅広く盛り込み，人生における役割が全て含まれるというライ

フキャリアという概念を提唱しています。

①外的キャリアと内的キャリア

　キャリアを考える際に，外的キャリアと内的キャリアに分けて考えることが必要です。このうち，外的キャリアとは，キャリアの客観的にわかりやすい側面で，肩書，学歴，職業，職務，職位，履歴などを指します。一方，内的キャリアとは，キャリアにおける個人的，主観的な側面で，やりがい，価値観，興味・関心の領域，性格・特性，個人の持つスキルなどを意味します。

　キャリアを外的キャリアだけで捉えていると，自分が本当にやりたいこととズレてしまうことになりかねません。キャリアのミスマッチは，この外的キャリアと内的キャリアの葛藤によって起こるのです。このためには，内的キャリアの同定を行っておくことが必要です。これには，次に述べるシャインのキャリア・アンカーやホランドの RIASEC を利用して行うことができます。

②シャインのキャリア・アンカー

　内的キャリアの代表的な概念が，アメリカの心理学者，シャイン（1990）が提唱したキャリア・アンカーです。アンカー（anchor）とは「船のイカリ」という意味で，人が自らのキャリアを選択する際に，最も大切な，どうしても犠牲にしたくない価値観や欲求，周囲が変化しても自己の内面で不動なものとして，イカリに例えられています。シャインによれば，キャリア・アンカーは「個人のキャリアのあり方を導き，方向づけ，キャリアの諸決定を組織化し，決定する自己概念」であると定義されています。キャリア・アンカーの構成要素には，才能・能力，動機・欲求，価値・態度があり，この３つの要素が統合された自己概念によって組織化されるとしています。

　キャリア・アンカーは，「専門・職能別コンピテンス」「全般管理コンピテンス」「自律・独立」「保障・安定」「企業家的創造性」「奉仕・社会貢献」「純粋な挑戦」「生活様式」の８つが考えられています。

・専門・職能別コンピテンス：特定の分野で秀でた専門性を身に着けたいと考える。昇進して管理職になるよりも，現場の仕事を続けたいと考え，特定の仕事についての高い才能と意欲を持つことに価値を見出す。

・全般管理コンピテンス：集団を統率し，組織における責任ある役割の担当を望む。企業経営全般に求められる全般的な能力の習得を目指し，出世思考が強く，経営者を目指すタイプ。

- 自律・独立：組織のやり方に流されず，どんな時も自分のやり方で仕事を進めたいと考える。周囲からの指示がなくとも仕事をするが，一方で細かい指示をされることを嫌い，自由な働き方を好む。
- 保障・安定：変化を嫌い，経済的に安定した環境の下，穏やかな気持ちで働きたいと考える。終身雇用の会社や福利厚生が充実した職場に魅力を感じる。
- 企業家的創造性：新規事業の立ち上げや新しい商品の開発などクリエイティブに新しいものを創出したいと考える。最終的に独立・起業する傾向にある。
- 奉仕・社会貢献：いかに人の役に立つか，社会をよくしていきたいかという基準の下に働く。対人援助職に多い傾向にある。また，不正を見逃すことを嫌う。
- 純粋な挑戦：誰も成し遂げたことがないことに取り組んだり，解決困難と思われる障壁を乗り越えたりすることを好む。競争，目新しさ，変化，難しさに魅力を感じる。
- 生活様式：個人的な欲求と家族と仕事とのバランスを大事にしたいと考える。育休制度や在宅勤務などに魅力を感じる。最近，このアンカーを持つ人が増えていると考えられている。

　キャリア・アンカーは「どれが自分のアンカーなのかについて，無理にでも選択を迫られた場合，どうしてもあきらめたり捨て去ったりができないひとつの拠り所」とされ，誰でも何かひとつのアンカーを持っています。自分がどのキャリア・アンカーであるかは，キャリア指向質問票などで確認することができます。

③ホランド Holland, J. L. の RIASEC（図1）

　次にご紹介するのがホランド（1985）の職業選択理論です。ホランドは，特定の職業環境にいる人は類似した性格特性と性格形成傾向を示し，自分の性格特性と一致するような社会的環境で仕事することで，高い職業的満足を得ることができるとしました。18～30歳あたりでさまざまな経験を通して職業的パーソナリティが形成されるとしています。このホランドの理論は RIASEC または六角形モデルとも呼ばれ，6つのタイプを想定しています。RIASEC は「現実的（Realistic）」「研究的（Investigative）」「芸術的（Artistic）」「社会的（Social）」「企業的（Enterprising）」「慣習的（Conventional）」の

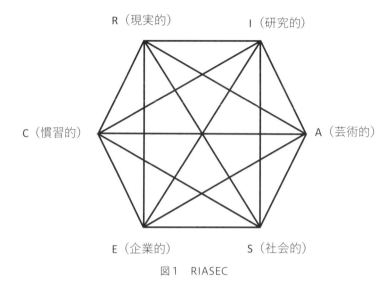

図1 RIASEC

それぞれの頭文字をとったものです。

・ 現実的タイプ：物，道具，機械などを具体的に，秩序的かつ組織的に操作する活動を好む。
・ 研究的タイプ：数学，物理，生物学などに興味関心があり，好奇心が強く，観察，記述など体系的，創造的な研究を好む。
・ 芸術的タイプ：発想が豊かで，創造的，独創的な活動を好む。音楽，美術，演劇などに関する能力を持っている。
・ 社会的タイプ：社会的活動に熱心で，人間関係を重視し，人を教育する，援助する，啓蒙することを好む。
・ 企業的タイプ：リーダーシップをとったり，組織目標を達成したり，経済的利益を目的とした活動を好む。
・ 慣習的タイプ：データなどの情報を具体的，秩序的，体系的にまとめ，整理する活動を好む。

　個人の職業的パーソナリティは，検査によって6つのタイプから3つの組み合わせで判定されます。六角形の隣同士のタイプは類似した特徴を持っていますが，対角線の反対側にあるタイプは反対の特徴を持っています。たとえば，組み合わせの中にRI, IAのように隣り合ったタイプがある場合は一貫性があり，RS, IEのように対角線上にある場合は一貫性がないとされます。

前者の場合は興味や能力は一貫性が高く，内的に安定し，仕事が見つけやすい一方で，後者の場合は興味や能力に一貫性がなく，内部に葛藤が存在するため，適した仕事が見つけにくいとされます。職業的パーソナリティは，就業ガイダンスやハローワークで実施されている VPI 職業興味検査で確認することができます。

2．キャリア発達モデル

　伝統的な発達心理学では，人の心理的発達は青年期をピークとして，その後は衰退する一方であると考えられてきました。しかし，E・H・エリクソン Erikson, E. H.（1982）の心理社会的発達理論をはじめとして，現在では，人は一生を通じて発達を続けるという生涯発達心理学が支持されています。同様にキャリア発達理論でも，キャリアは生涯にわたって発達し続けると考えられています。キャリア発達モデルを把握しておくことで，クライエントが位置する発達段階とその発達課題を理解する手がかりになります。以下に，スーパーとシャインのキャリア発達モデルについて解説します。

①スーパーのキャリア発達モデル

　スーパー（1984）は，5段階のキャリア発達モデルを提唱しています。キャリアは青年期に選択され，そのまま維持されるのではなく，生涯に渡って発達し，変化すると主張しました。

- ・成長段階（0〜14歳）：自分の興味関心を探求し，仕事への空想・欲求が高まる。態度，能力などに関する自己認識が育まれる。
- ・探索段階（15〜24歳）：自分の興味関心に合わせ，自分に合った仕事を探し，絞り込んでいく。
- ・確立段階（25〜44歳）：特定の仕事に定着し，生産性，専門性を高めていく。
- ・維持段階（45〜65歳）：確立した地位を維持し，役割や責任を果たす。第二の人生の計画を立てる。
- ・衰退段階（65歳以降）：仕事から離脱し，新しい生活に適応していく。地域活動を行ったり，趣味や余暇を楽しんだりする。

　各段階の移行期にも，この「成長→探索→確立→維持→衰退」のサイクルがあると考えられています。

　また，人は人生それぞれの時期で果たす複数の人生役割（ライフロール）

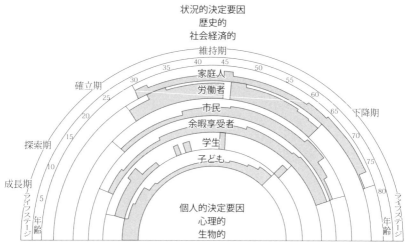

図2　ライフキャリアレインボー（ライフキャリアの虹）（Super, 1984）

を持ち，その役割を劇場で演ずるとしました。子ども，学生，余暇を楽しむ人，市民，労働者，配偶者，家庭人，親，年金生活者が人生役割にあたり，家庭，地域，学校，職場などが劇場にあたります。キャリア発達の段階によっては複数の人生役割が重なったり，人生役割の比重が変わったりします。それをアーチ状に図示したものがライフキャリアレインボー（ライフキャリアの虹，図2）です。

②シャインのキャリア発達モデル

　シャイン（1978）は，組織との関わりの視点からキャリア発達を次の9段階に捉えています。

・成長・空想・探求（0〜21歳）：職業を選択するために価値観を見つけ，能力を開発するために体験を重ねていく。

・仕事の世界への参加（16〜25歳）：職業に就き，仕事の仕方を学びながら，自分の役割を見出す。

・基本訓練（16〜25歳）：仕事に取り組み，困難に直面しながらそれを乗り越え，組織のメンバーとして定着する。

・初期キャリア（17〜30歳）：責任ある仕事を任せられるようになるが，独立を求める気持ちと組織への従属の中で葛藤が生じる。

- 中期キャリア（25 〜 45 歳）：組織の中で明確な立場を確立していく。スペシャリストかジェネラリストの方向性が決まる重要な時期でもある。
- 中期キャリア危機（35 〜 45 歳）：仕事を通じて自分の価値観や能力をより明確に理解する。再認識した価値観を重視するか現状に留まるかの葛藤が生じる。
- 後期キャリア（40 歳〜定年）：十分な経験を積み，後輩育成，指導的な立場を担う。
- 衰え・離脱（40 歳〜定年）：能力のミスマッチや体力の衰えにより，組織から少しずつ距離を置き，引退の準備を考え始める。
- 引退：後進に道を譲り，引退する。さまざまな変化を受け入れ，新しい生き方を模索する。

　一つの発達段階に留まる期間は，職種や個人の能力や意欲などの要因によって変わり，特定の年齢に結びつけるよりは，全ての人に共通する課題の分類として考えた方が良いとシャインは述べています。

　以上，スーパーとシャインのキャリア発達モデルを見てきましたが，女性のキャリア発達では，結婚，出産，子育てなどをめぐって男性より多様で，発達段階や発達課題も個人差が大きなものになると考えられます。

Ⅱ　転機（キャリア・トランジション）の支援

　仕事を続けていると，一度ならず転機や節目が訪れるものです。キャリア発達の問題を抱えている人の多くは，転機に差し掛かっていると考えられます。転機はキャリアの発達段階に応じて現れます。中でも人生の主要な転機と考えられているのが，学生から社会人になる転機，中年の転機，退職後の転機の 3 つです。

　学生から社会人になる転機では，自分の生まれてきた意味は何か，自分はどのような職業に適性があるのか，何をしたいのかなどが問われます。中年期の転機では，このままでいいのか，他の人生はないのか，本当の自分を生きていると言えるのかが問われます。退職後の転機では，仕事を辞めることで生活リズムのベースを失ってしまうため，生活に大きな変化が現れます。特に仕事へのアイデンティティが強い場合，大きな喪失感を味わいます。

1．2つの心理的危機

人生には，学生から社会人になる転機と中年の転機に大きな心理的危機が
あります。前者がリアリティ・ショック，後者が中期キャリア危機です。

①リアリティ・ショック

仕事に就いてまず現れると考えられている心理的危機がリアリティ・ショ
ックです。ヒューズ Hughes, E. C.（1958）が提唱した概念で，人が新たに
仕事に就き，その仕事に対するイメージ・期待と現実との間のギャップを感
じることで起こります。リアリティ・ショックの程度は人によって異なり，
あまり意識することなく通り過ぎてしまう人もいます。

2008 年に毎日コミュニケーションズが行った調査によれば，新入社員に
は「社会人の自分としての能力」や「社内の人間関係」に対してリアリティ・
ショックを感じたという人が最も多いという結果が出ています。人間関係で
は，「同性の先輩」や「直属の上司」との関係に悩んでいる人が多く，相談相
手は「同性の同期」が最も多くなっています。新人看護師の離職率の高さに
リアリティ・ショックが関わっていると考えられており，医療機関では，対
策として新人研修プログラムやプリセプター制度（先輩看護師による指導・
支援）などの制度が導入されています。

②中期キャリア危機

中期キャリア危機は，前述したシャインのキャリア発達モデルで示された
心理的危機で，人生の主要な転機の一つ，中年期の転機にも当たります。35
〜 45 歳頃に起きるとされ，これまでの人生を振り返って再評価を加え，こ
のまま現状を維持するべきか，キャリアの変更を図るべきかの決断を迫られ
ます。中年期はこれからの半生を意味あるものとするために，必要な決断を
する時期となります。ユング Jung, C. G.（1933）やレビンソン Levinson,
D. J.（1978）なども中年期の危機を指摘しています。

2．転機を支援する理論

転機はキャリア発達にとって大きな意味を持っています。この転機がどの
ようなプロセスを経ていくのか，転機をどう乗り越えていったらいいのか，こ
うした問いに示唆を与えてくれるのが，次にご紹介するブリッジス Bridges,
W. のトランジション理論とシュロスバーグ Schlossberg, N. の4S点検です。

①ブリッジスのトランジション理論

　ブリッジス（1980）は，転機は「終結（何かが終わる）→ニュートラルゾーン（混乱や苦悩）→新たな出発（何かが始まる）」という3段階からなり，辛いニュートラルゾーンの期間をいかに上手に過ごすかが大切であるとしています。ブリッジスは，ニュートラルゾーンを乗り切るための行動として以下の6つを挙げています。

- ・一人になれる特定の時間と場所を確保する。
- ・ニュートラルゾーンの記録をつける。
- ・自叙伝を書くために一休みする。
- ・この機会に本当にやりたいことを見出す。
- ・もし今死んだら，心残りは何かを考える。
- ・数日間，あなたなりの通過儀礼を体験する。

②シュロスバーグの4S点検

　シュロスバーグ（1989）は，人生はさまざまな転機の連続から成り立っていて，それを乗り越えることでキャリアが形成されるとしています。転機には，予期したことが起きる場合（イベント）と予期したことが起きない場合（ノンイベント）があり，その結果，人生役割（ライフロール），人間関係，日常生活，自己概念のうち1つまたは2つに変化が起きるとしています。そして，転機の種類として，予期していなかった転機（失業，病気，死亡など），自らが決断して起きた転機（転職，結婚，出産など），人間の発達プロセスの中で起きること（加齢，子どもの自立，定年退職など）の3つを挙げています。

　また，転機を上手に乗り切ることの重要性を指摘し，その対処法として4S点検というリソースの点検を提案しています。4Sは，状況（Situation），自己（Self），支援（Support），戦略（Strategy）の頭文字をとったものです。この4つの視点で課題を分析するよう勧めています。

- ・状況：原因，時期，期間，以前の経験など。
- ・自己：仕事の重要性，仕事と他の興味とのバランス，変化への対応，信念，人生の意義など。
- ・支援：良い人間関係，激励，情報，キーパーソン，実質的援助など。
- ・戦略：状況を変える対応，認知や意味を変える対応，ストレスを解消する対応など。

3．意思決定に関する理論

人は生涯の中でさまざまな節目や転機を経験し，その度に選択や意思決定を迫られます。転機にあるクライエントを支援する際に有効なのが意思決定に関する理論です。以下に，ジェラットとクランボルツの理論について解説します。

①ジェラットの意思決定プロセス

ジェラット Gelatt, H. B.（1962）は，キャリア選択における意思決定プロセスを理論化しています。ジェラットによれば，意思決定は，予測（可能な選択肢を見出したり，それぞれの結果について検討したりする），評価（予想される結果の望ましさや価値を比較検討する），決定（目的に合った選択を行う）の3つのシステムによって効果的に行われるとしています。一方で，ジェラット（1989）は，現代の不確実で予測の難しい状況下では，キャリアの未来をありのまま受容することも必要だとして，肯定的不確実性という概念を提唱しました。

②クランボルツの計画された偶発性

クランボルツ Krumboltz, J. D.（Mitchell, K. E. et al., 1999）も，計画された偶発性（planned happenstance）という興味深い概念を提唱しています。クランボルツが行った調査結果から人のキャリアの8割は予想しない偶発的な出来事によって決定されるということがわかりました。その偶然を計画的に設計し，自分のキャリアをより良いものにしていくよう説いています。こうした幸運に巡り合うためには，普段から好奇心（新しい機会を模索する），持続性（失敗しても努力し続ける），柔軟性（変化を受け入れる），楽観性（達成できると考える），冒険心（失敗を恐れず行動する）を磨いておくことが重要だと指摘しています。

4．キャリアの統合を目指す理論

スーパーやシャインなどの業績により発展したキャリア発達理論ですが，ハンセンやサビカスはそれらの理論を統合しつつ，変化の激しい現代に適応した新たな理論を展開しています。ハンセンはシャインのライフキャリアレインボーをさらに発展させ，コミュニティ，異文化などの視点を取り込みながら，統合的ライフ・プランニングを提唱しました。サビカスはスーパーやホランドなどの影響を受けつつも，社会構成主義をベースに主観的な事実の

再構成を行うキャリア構築理論を提唱しています。

①ハンセンの統合的ライフ・プランニング

　ハンセン（1997）は，ワークライフバランスを強調し，人生役割は愛（love：家族と育児），仕事（labor），学習（learning），余暇（leisure：仕事から離れて従事する活動）の4つの「L」によって構成されるとしました。統合的ライフ・プランニングは，この人生役割に加え，生命（体，心，精神），文化（個人およびコミュニティの文化），ジェンダー（男女双方にとっての個の充足および結合性），コミュニティ（地球全体と地域），考え方（合理的と直感的），知り方（量的と質的），連携（個人的なこととキャリアの連携）といった，さまざまな側面を含む包括的な概念です。ハンセンはライフ・プランニングにおいて，以下の6つを重要課題として挙げています。

- ・変化するグローバルな文脈の中でなすべき仕事を見つける
- ・人生を意味ある全体像の中に織り込む
- ・家族と仕事をつなぐ
- ・多元性と包括性に価値を置く
- ・スピリチュアリティ（精神性，魂，霊性）と人生の目的を探求する
- ・個人の転機と組織の変化をマネジメントする

②サビカスのキャリア構築理論

　サビカス Savickas, M. L.（2005）のキャリア構成理論は，21世紀のキャリア発達理論と言われています。ナラティブ・アプローチを基に，人生の経験に物語を通じて意味を与えようとしています。

　キャリア構築理論の重要な概念として，職業的パーソナリティ，キャリア適合性，ライフテーマがあります。職業的パーソナリティとは，キャリアに関連する能力，ニーズ，価値観，興味を意味します。キャリア適合性とは，現在あるいは直近の職業的発達課題，転機，個人的トラウマなどに対処するための個人のレディネスおよびリソースと定義されています。ライフテーマは，なぜその仕事を選択し，どのような意義を見出しているかなど個人が重視していることで，実際のカウンセリングではライフテーマを明らかにすることが重要とされています。

　以上，キャリア発達理論について概説してきました。スーパーやシャインのキャリアの発達モデルは，発達段階の現在地を見失っているクライエントや，発達段階を克服できなくなっているクライエントに，新たな視座を与え

てくれるでしょう。キャリアのミスマッチを感じているクライエントには，シャインのキャリア・アンカーやホランドの RIASEC によって，内的キャリアの確認ができるようになるでしょう。転機や節目を迎えているクライエントには，ブリッジス，シュロスバーグ，ジェラット，クランボルツなどの理論が転機を乗り越える上で役立ちます。ハンセンの統合的ライフ・プランニングやサビカスのキャリア構築理論は，クライエントだけでなく，カウンセラーにも多角的な視点をもたらしてくれるでしょう。

　キャリアをめぐる問題は，性別，職種，文化圏，置かれた環境により多種多様です。たとえば，会社員と公務員でも異なりますし，事務職と専門職でも異なります。クライエントがどの発達段階にあって，どんな発達課題を抱えているのか丁寧にアセスメントを行いましょう。そして，クライエントに役立ちそうな理論を活用し，直面する転機が乗り越えられるように支援を行いましょう。各キャリア発達理論の詳細は，以下の文献を参照してください。

　なお，第8章事例9に「キャリアの問題が背景となった事例」が掲載してありますので，こちらも参照してください。

　　文　　　献

Bridges, W. (1980) Transitions: Making Sense of Life's Change. Addison-Wesley.（倉光修・小林哲郎（訳）（1994）『トランジション』創元社）

Erikson, E. H. (1982) The Life cycle completed. Norton.（村瀬孝雄・近藤邦夫（訳）（1989）『ライフサイクル、その完結』みすず書房）

Gelatt, H. B. (1962) Decision making: A conceptual frame of reference for counseling. Journal of counseling Psychology.

Hansen, L. S. (1997) Integrative Life Planning: Critical Tasks for Career Development and Changing Life Patterns. Jossey-Bass.（平木典子・今野能志・平和俊・横山哲也（監訳）乙須敏紀（訳）（2013）『キャリア開発と統合的ライフ・プランニング—不確実な今を生きる6つの重要改題』福村出版）

Holland, J. L. (1985) Making Vocational Choices: A Theory of Vocational Personalities and Work Environment (2nd ed). Prentice-Hall.（渡辺三枝子・松本純平・舘暁夫（共訳）（1990）『職業選択の理論』雇用問題研究会）

Hughes, E. C. (1958) Men and their work. Quid Pro.

Jung, C. G. (1933) The Stage of Life. The Collected Works of Carl G. Jung. 8. 1960. Princeton University Press.

Levinson, D. J. (1978) The Seasons of Man's Life. New York: Random House.（南博（訳）（1992）『ライフサイクルの心理学』講談社）

毎日コミュニケーションズ（2008）『リアリティ・ショックに関するアンケート調査』

Mitchell, K. E., Levin, A. S., & Krumboltz, J. D. (1999) Planned happenstance: Constructing unexpected career opportunities. Journal of counseling & Development, 77; 115-124.

宮城まり子（2002）『キャリアカウンセリング』駿河台出版社

二村英彦（2015）『改訂増補版　個と組織を生かすキャリア発達の心理学―自立支援の人材マネジメント論』金子書房

Savickas, M. L. (2005) The Theory and Practice of Career Construction. Brown & R. W. Lent.

Savickas, M. L. (2015) Life-design Counseling Manual.（水野修次郎（監訳・著）（2016）『ライフデザイン・カウンセリング・マニュアル』遠見書房）

Schein, E. H. (1978) Career Dynamics. Addison-Wesley.（二村敏子・三善勝代（訳）（1991）『キャリアダイナミクス―キャリアとは、生涯を通しての生き方・表現である。』白桃書房）

Schein, E. H. (1990) Career Anchors: Discovering Your Real Values (revised edition). Jossey-Bass.（金井壽宏（訳）（1991）『キャリア・アンカー―自分の本当の価値を発見しよう』白桃書房）

Schlossberg, N. et al. (1989) Overwhelmed. Lexington Books.（武田圭太・立野了嗣（監訳）（2003）『「選職社会」転機を生かせ』日本マンパワー出版）

Super, D. E. (1980) A Life-span, life-space approach to career development. Journal of Vocational Behavior, 16(3); 282-298.

Super, D. E. (1984) Career and life development. In: Brown, D., Brooks, L., & Associates, Career Choice and Development: Applying Contemporary Theories to Practice, 2nd ed. San Francisco: Jossey-Bass.

渡辺三枝子（編著）（2007）『新版キャリアの心理学―キャリア支援の発達的アプローチ』ナカニシヤ出版

コラム　キャリア発達支援に使えるツール

　クライエントの抱える課題のアセスメントやキャリアの見直しを支援する際に有用なツールを3つご紹介します。いずれも特定の理論に依拠していないため，気軽に用いることができます。

1．ライフライン（人生曲線）

　これまでのキャリアを振り返るために便利なツールがライフライン（図1）です。まず，上段の主なライフイベント，成功した出来事，失敗した出来事を年代別にまとめます。そして，それを基にして下段に満足度・充実度を縦軸，時間を横軸にして，これまでの人生の浮き沈みを折れ線グラフで描きます。図では誕生から始まっていますが，仕事を始めた年齢から始めても構いません。

2．Will・Can・Must モデル

　次にご紹介するのがキャリアプランを考えるためのフレームワーク，Will・Can・Must モデル（図2）です。Will は「将来自分が実現したいこと，希望や願望」，Can は「今自分ができること，スキルやノウハウ，資源となるもの」，Must は「実現するためにしなければならないこと，会社や家庭に求められていること」を表します。このモデルは，ドラッカーの考え方から派生したという説とシャインの考え方から派生したとする説があります。それぞれの円の中に内容を記入し，3つ重なったところが，自分のモチベーションが高まる部分，満足度の高い部分になります。

　リクルート社では，この Will・Can・Must モデルを半期に一度社員に実施し，社員のキャリアアップを図っています。

3．価値分析（カードソート）

　価値分析（図3）は，クライエントがどのような価値を大切にしているかを刺激文によって引き出すツールです。対話だけではなかなか引き出せないクライエントの価値観に対する気づきを深めることができます。

　使い方は図のような価値が書かれた紙を用意し，大切だと思うものを選ん

年代	誕生〜 高校	大学	20代	30代	40代	50代
主なライフ イベント						
成功した 出来事						
失敗した 出来事						
満足度・充実度　0						

図1　ライフライン（人生曲線）

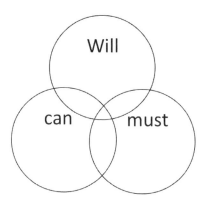

図2　will・can・must モデル

でいきます。まずは 10 個選び，次にそれを 5 個に絞ります。残った価値について語ってもらったり，つなげて文章にしてもらったりします。このまま使っても構いませんが，切り離して 1 枚ずつカードにして行う方法もあります。

　以上のツールは，ダウンロード資料にありますので，ご活用ください。

誠実さ	仕事	冒険	創造	飛躍	安心	自然	節約
達成感	使命感	生きがい	変化	知識	遊び	柔軟性	思いやり
奉仕	努力	伝統	自由	努力	夢	能力	行動
育成	芸術	自立	知性	挑戦	名誉	自己実現	友情
環境	人間関係	成長	趣味	情熱	ゆとり	自信	意欲
愛情	向上心	優しさ	謙虚さ	楽しみ	忍耐	勇気	感動
素朴さ	成長	健康	社会貢献	信頼	地位	家庭	品性
業績	斬新さ	挑戦	人格	真実	正直	お金	安定

図3　価値分析（カードソート）

　以下の厚生労働省のサイトには，さまざまなツールが紹介されていますので，参考にしてください。

・平成29年度 労働者等のキャリア形成における課題に応じたキャリアコンサルティング技法の開発に関する調査・研究事業（https://www.mhlw.go.jp/stf/seisakunitsuite/bunya/koyou_roudou/jinzaikaihatsu/career_consulting_gihou.html）

第8章

事例編

事例1　うつ病

　事例：Aさん（29歳，男性）は入社7年目の社員です。きちんと仕事をこなす勤勉実直な性格は，上司の信頼を得ていました。昨年係長に昇進し，売れなかった商品をヒット商品に変えた実績を買われ，今年から新商品開発のプロジェクトチームのリーダーに抜擢されました。同時期に大学時代から付き合っていた女性と結婚，新居を構え，数カ月後には奥さんの妊娠がわかり，人生順風満帆といった様子でした。「住宅ローンも抱えたし，生まれてくる子どものために頑張るぞ」と同期の社員にうれしそうに語っていたそうです。

　プロジェクトチームのメンバーは彼より年配の社員もいて，気を使って仕事を進めていました。メンバーは優秀な社員ばかりであるものの，個性が強く，なかなかまとめるのが難しそうでしたが，上手にリーダーシップを発揮し，順調に仕事を進めているようでした。B課長も心配して一度声をかけましたが，「頑張ります」との返事だったので，Aさんの裁量に任せていました。

　Aさんに変化が現れたのは，プロジェクトチームのリーダーになってから1年くらい経ったころです。それまで休日は妻や子どもと外出し，楽しい時間を過ごすのが常でしたが，「なかなか疲れがとれない」と休日は寝て過ごすようになりました。週明けは何とか出勤したものの，顔色が悪く，時々ひどい頭痛に見舞われるようになりました。そんな状態が数週間続き，心配した妻が付き添って自宅近くの内科に受診することになりました。内科では精神疾患の疑いありとされ，メンタルクリニックを紹介されて，受診しました。診断は「抑うつ状態，2カ月の療養を要す」とのことでした。

　1カ月経ち，症状も治まったため，Aさんは「もう大丈夫です」と復職し，プロジェクトリーダーに戻りました。それまでの分を取り戻そうというAさんは以前にも増して仕事に励みました。復職して3週間もしない頃，また同

表1　気分障害（うつ病，躁うつ病）などの患者数（厚生労働省，患者調査（単位：千人）

	平成8	平成11	平成14	平成17	平成20	平成23	平成26	平成29
男性	159	162	243	338	386	374	413	495
女性	274	279	468	586	655	584	700	781
合計	433	441	711	924	1,041	958	1,116	1,276

じような症状が出るようになり，Aさんから自主的に相談室への来談となりました。

　本人は「とにかく休みたくない。すでに一度休んでチームのメンバーに迷惑をかけているので，さらに休んで迷惑をかけることだけは避けたい」とのこと。しかし，このままの状態を続ければ病状が悪化することを伝え，今度は焦らずゆっくり休むよう勧めました。初めは拒んでいたAさんでしたが，不承不承休むことを了承しました。

　解説：2017（平成29）年の厚生労働省による『患者調査』で，うつ病を含む気分障害の患者数は127万6千人となり（表1），今や患者数の増加が大きな問題になっています。職場で見られる精神疾患では，うつ病が最も多く，2004年に社会経済生産性本部（現：日本生産性本部）が企業を対象に行った調査によれば，うつ病が85.8％となっています（以下，心身症4.5％，神経症2.6％）。また，2015年に製薬会社のルンドベック・ジャパンが行った『職場でのうつ病に関する国際意識調査』では，日本の調査対象者のうち10％がうつ病と診断されたと報告しています。しかし，実際にはうつ病ではなく，抑うつ状態と記載された診断書が多く見られます。抑うつ状態は症状の一つであって，本来診断名ではありません。統合失調症をはじめ，多くの精神疾患でも見られる症状です。なぜこのような表現が使われるのでしょうか。

　2004年に関西労災病院の心療内科・精神科の柏木雄次郎らが行った調査によれば，うつ病であっても，患者の立場を配慮して診断書を軽い症状に書き換えている医師が92％を占めました。その表現として，「抑うつ状態」が40％と最も多く，その他にも「心身症」「心身疲弊状態」など表現を弱める傾向が見られました。一方で，復職の条件については，96％の医師が日常生活に支障がない「寛解状態」で可能と考えていましたが，74％の医師が会社側から完全治癒を求められていました。この調査から言えることは，主治医

が復職可能としている状態と職場が復職に必要とする条件との間には大きな
ギャップが存在する可能性があるということです。カウンセラーはクライエ
ントのアセスメントを丁寧に行い，本当に復職可能な状態なのかどうかをき
ちんと見極める必要があります。

　事例では，体調が悪化するまでに多くのライフイベントが重なりました。
アメリカの心理学者，ホームズとレイによるライフイベントのストレスを数
値化したストレス・マグニチュードというものがあります。結婚を 50 点，配
偶者の死を 100 点とし，得点が高いほどストレスの度合いが高く，元の状態
に戻るまでの時間が必要とされています。過去 1 年間で複数のライフイベン
トが重なり，合計が 200 〜 299 点であれば，その時点から 2 年以内に心身
の不調を来す可能性が 50％あり，300 点以上であれば心身疾患にかかる危
険性が 80％あるとしています。事例の A さんの場合，結婚（50 点），妊娠
（40 点），住居の変化（20 点），住宅ローンによる 1 万ドル以上の借金（31
点），仕事上の責任の変化（29 点），個人的な輝かしい成功（28 点）と合計
点が 198 点で 200 点に近い得点となり，ややリスクが高い状態になってい
ました。したがって，一度に多くのライフイベントを重ねないように指導す
ることが必要です。

　事例の A さんとの面談では，苦労を労いつつ，焦らず療養を続け，ある程
度回復してから復職することを促しました。

　うつ病は抑うつ気分，興味・意欲の低下などの精神症状が主たる症状です
が，不眠，食欲低下，疲労・倦怠感などの身体症状も多く見られます。事例の
ように身体症状が前面に出て，精神症状が目立たないうつ病，いわゆる「仮
面うつ病」と言われるうつ病も少なくありません。精神症状を明確に訴えて
いなくても，身体症状が長引く場合は要注意です。

　従来から言われているように，几帳面，勤勉，完璧主義，争いを避けるな
どの性格傾向はうつ病になりやすいと言えます。この事例の A さんも勤勉実
直で責任感が強く，一度休んだ分を取り戻そうと無理を重ねてしまったこと
が症状をさらに悪化させることになったと考えられます。また，あまり自己
表現をしないタイプも，不調の訴えをしないため，周囲からわかりにくく，
知らず知らずのうちに状態が悪化していることもあるので，注意が必要です。
職場復帰支援の詳細については，第 5 章を参照してください。

文　　　献

厚生労働省（2017）『患者調査』（https://www.mhlw.go.jp/toukei/list/10-20-kekka_gaiyou.html）

メンタル・ヘルス研究所（2004）『産業人メンタルヘルス白書』日本生産性本部生産性労働情報センター

柏木雄次郎・田口文人・桃生寛和・江花昭一・芦原睦（2005）「メンタルヘルス不全者の職場復帰に関する調査研究（第1報）事業場外資源（精神科医・心療内科医など）への質問紙調査」日本職業・災害医学会会誌

松原六郎・五十川早苗・齊藤忍（2010）『職場のうつ─対策実践マニュアル』星和書店

ルンドベック・ジャパン株式会社（2015）『職場でのうつ病に関する国際意識調査』（http://byebye-stress.com/img/pdf_10559.pdf）

事例2　現代型うつ病

　事例：Cさん（24歳，男性）は，有名な私立大学を卒業後，メーカーに就職，営業に配属されました。人当たりが良く，頭の回転も速く，積極的に仕事に取り組む様子から，若手でありながら上司や同僚から高い評価を受けていました。しかしプライドが高く，トラブルがあると自分のミスではないと強く主張する場面が目立ちました。

　そんなCさんが，お客さんからの急な納期の変更依頼に対して断ったことについて，上司より「そういう時は，何としてでも対応するんだ。そんなことじゃ，ダメだ」と，厳しい口調で叱責されました。Cさんは，「お客さんの一方的な要望に全ては応えられない」「在庫的にも難しかった」と主張しました。上司なりに事情も理解してはいましたが，Cさんがこれから成長していくにあたり，厳しく怒られる経験も必要だろうと考え，重ねて叱責しました。

　その日以降，勤怠が乱れ始め，体調不良による休みや遅刻が目立つようになりました。この状況について上司から相談を受けた産業保健スタッフは，Cにカウンセラーを紹介しました。カウンセラーとの面談では，「しっかりと睡眠時間は確保しているが，朝になると体がだるく，ベッドから出られない。会社に来ても，だるくて頭痛もあってしんどい。気分も落ち込んでいて，出勤しても仕事ができる状態ではない」と訴えました。その後，産業医からの勧めもあり，Cはメンタルクリニックを受診しました。主治医からは，「うつ病」と診断され，投薬が開始されると共に3カ月の休職を要すると判断され

表2　従来型うつ病と非定型うつ病の違い

従来型うつ病	非定型うつ病
・ いつも抑うつ気分。好きなことでもやる気が出ない，楽しくない ・ 眠れない ・ 食欲がなく，体重が減る ・ だるい ・ 自責の念が強い ・ 朝方に特に調子が悪い。夕方から夜にかけて多少改善する。	・ 抑うつ気分はあるものの，好きなことや楽しいことがあると元気になる ・ いくら寝ても眠い ・ 過食傾向にあり，体重も増える ・ 体が鉛のように重く感じる ・ 人間関係に過敏に反応する ・ 夕方から夜にかけて調子が悪くなる

ました。休職に入ると1カ月ほどで元気になり，旅行に行ったり，英会話教室やセミナーに出て過ごし，診断書通り3カ月後に職場に復帰しました。復帰時には，会社もCに期待していたこともあり，別の営業部に異動させました。

　ところが，復職して3カ月経過したころより，上司への不満や会社への不満を訴え始め，前回の休職時と同じように勤怠が乱れ始め，同じような症状も出始めました。Cは，「新しい上司は仕事ができない。つまらない仕事しか与えられない。こんな会社にいても仕方がない」と不満を訴えました。一方で，休日は，英会話教室やセミナーに出て勉強したり，友人と趣味の自転車に乗っているということでした。

　カウンセラーから，「同じ状況が繰り返されているように思う。このままでは再休職に入るように思うが，そのことは，Cさんにとって望ましいことなのだろうか？　転職も良いと思うが，もしこの会社で働いていこうと思うのであれば，どうしていくか考えてはどうだろうか」と提案しました。

　解説：「現代型うつ病」という医学的に新しい病気があるわけではありません。先の事例で示した従来の「うつ病」の症状が必ずしも当てはまらず，軽症で非定型な症状が特徴と言えます。従来型うつ病と非定型うつ病（現代型うつ病）の症状の違いを坂元（2011）が紹介しています（表2）。

　表2で示しているように，「うつ病」という診断を受けながら，好きなことを楽しむ様子から，周囲の人間からは怠けているように見えることがあります。人間関係では他責的な傾向が目立ち，職場からは陰性感情を持たれやすくなります。また，薬物療法の効果が出にくいため，休職期間が長引いたり休職を繰り返すことが多くなりがちです。

　Cさんは，現代型うつ病と言われる典型的なケースです。大きなストレスと思われないきっかけでメンタルヘルス不調となり，慢性化していく中で，周囲との人間関係が悪くなっています。病状は重篤ではないにもかかわらず対応に苦慮するケースでは，勤怠やパフォーマンス，職場の人間関係とにおける問題といった事例性に焦点を当てた対応が必要です。会社のカウンセラーとして関わる場合には，認知行動療法的なアプローチが代表的です。職場で起こっている問題と関連付けながら本人の考え方のクセを取り扱えるとよいでしょう。現代型うつ病と言われるようなケースは，性格的にやや未熟なことが多いのも特徴です。本人が働きやすい環境ではパフォーマンスを発揮できることもあります。キャリアの切り口から「会社で働くこと」について考えてもらい，性格的な成長を促すことで，就労が継続できるように支援しましょう。

　　文　　献
坂元薫（2011）『最新医学がとことんわかる非定型うつ病』PHP 研究所

事例3　発達障害

　事例：Dさん（23 歳，女性）は入社して2年目の社員です。入社1年目はチューターが付き，手取り足取り指導してもらっていたこともあって，特に目立った問題は起きませんでした。ところが，2年目の今年から独り立ちするようになると，さまざまな問題が見られるようになりました。

　仕事の手順を指示しても，きちんと覚えず自分勝手にやってしまう，一つの仕事にかかると，それに没頭してしまい，他の仕事が疎かになってしまうなど仕事の進捗に支障が出てくるようになりました。来客があってもそっけない対応をするし，電話がかかってきてもぶっきらぼうに対応するため，周りの社員が常にフォローしなければなりませんでした。普段から不愛想なうえに，繁忙期でも仕事を手伝わず，退社時間にさっさと退社してしまうなど，周りの社員からDさんに対する不満が多く聞かれるようになりました。

　問題が起きるたびにE課長や先輩が注意や指導を繰り返してきましたが，あまり改善が見られませんでした。とうとう対応に困ったE課長が本人を説

得し，相談室にＤさんを連れて来談しました。

　本人と面談をすると，なぜ自分がそんなに叱責されるのかわからないと訴えました。手順を口だけで説明されてもなかなか覚えられない，一度質問をしたことがあったが，「今忙しい」と言われて以来，恐くてきけなくなったとのことでした。指示も「いつもと同じように」とか「あとは任せるから」とか言われてもどうしていいかわからないと本人なりに困っている様子が聞かれました。

　カウンセラーはＤさんに自分なりのマニュアルを作成したり，手順をチャートにしたり，付箋紙やメモなどを活用し，仕事を忘れないようにすることを助言しました。一方，Ｅ課長には，指示は具体的，簡潔にし，話し言葉だけでなくメモ書きしたものを渡し，仕事の手順や進め方を明確にしたりするように勧めました。そして，Ｄさんの得意なこと，苦手なことを整理し，なるべく得意なことをさせるように勧めました。

　解説：この事例は発達障害を想定しています。最近，職場で発達障害が問題化するようになってきています。しかし，急に患者数が増えたとは考えにくく，どの職場でも限られた人員で多くの仕事をしなければならず，余裕がなくなってきたことが，問題が顕在化する大きな要因になってきたのではないかと思われます。

　職場で見られる発達障害は厳しい入社試験をかいくぐり，大学あるいは大学院を卒業してくる人が多いため，知的な問題は多くの場合，見られません。発達障害にはLDやADHDなどさまざまなものがありますが，その中でも自閉症スペクトラム障害に関わるものが職場では多く見られます。上の事例でも自閉症スペクトラム障害を想定しています。職場で見られる問題は，コミュニケーションや仕事の進め方に関わることが多くを占めています（表3参照）。しかし，発達障害は個人差も大きく，抱える問題は人によって異なります。ケースごとに丁寧にアセスメントを行い，クライエントに合った対応方法を検討しましょう。そのままの状態を放置していると，うつ病などの二次障害を発症する可能性もあります。

　発達障害が診断できる医療機関は少ない上に，明確な診断が難しいと言われています。せっかく受診しても「発達障害疑い」という診断結果となり，本人も職場もすっきりとはいかなかったという例も少なくありません。診断結果にかかわらず，職場の支援では，本人ができること／できないこと，職

表3　職場で見られる発達障害の主な問題

・いわゆる空気が読めない。
・コミュニケーションが不得手。
・言葉のウラが読めない。
・周囲の状況が理解できず，独りよがりの行動をし，周囲から陰性感情を抱かれやすい。
・音声だけの指示だけでは伝わりにくい。
・同じ間違いを繰り返す。
・何度説明しても手順が理解できない。
・仕事の並列処理ができない。
・仕事の優先順位がつけられない。

場ができること／できないことの擦り合わせを行い，なるべく本人が得意な仕事を任せるようにします。また上記の事例のように指示は具体的，簡潔に出すこと，話し言葉だけでなく，作業のフローや指示をメモ書きしたものなどを示し，作業の理解を視覚的に促すことが支援になります。問題が悪化する前に，日頃から職場と本人がどんな仕事をするか，どう支援するかを話し合い，対応をあらかじめ決めておくように助言を行います。

　障害者である場合，障害者差別解消法や障害者雇用促進法により職場で合理的配慮を行うことが求められています。本人の特性を整理するツールとして，厚生労働省の『就労パスポート』や独立行政法人高齢・障害・求職者雇用支援機構障害者職業総合センター職業センターの『ナビゲーションブック』などが利用できます。

　もし職場での導入が可能であれば，ジョブコーチをつけることを検討しても良いでしょう。ジョブコーチは障害者が仕事を円滑に進められるように支援を行う専門職です。障害者本人に対しては，コミュニケーション能力の向上，職務遂行能力の向上，基本的労働習慣の定着等の支援，職場に対しては，障害に関わる知識習得，指導方法・関わり方の指導等の支援を行います。職場に第三者が介入することになるため，業務内容によっては歓迎されるとは限りませんが，ジョブコーチを導入することで，本人や職場にとって大きな利益をもたらすことが期待できます。ジョブコーチは各都道府県の労働局・ハローワーク，地域障害者支援センター，発達障害者支援センター，東京都では東京しごと財団が行っている東京ジョブコーチなどが無料で利用できます。

　いずれにしても発達障害の社員がいる職場では，職場がどう対応したらい

いか困惑しているのに対し，意外に本人は困っていないというギャップが存在することが少なくありません。本人にいかに仕事や職場関係に困難を感じ，改善意欲を持たせられるかが，大きなカギとなります。

文　献

雇用問題研究会（2006）『発達障害のある人の雇用管理マニュアル』厚生労働省（http://www.koyoerc.or.jp/investigation_research/245.html）
独立行政法人高齢・障害・求職者雇用支援機構障害者職業総合センター職業センター（2016）『ナビゲーションブック』（https://www.nivr.jeed.go.jp/center/report/support13.html）
厚生労働省（2019）『就労パスポート』（https://www.mhlw.go.jp/stf/seisakunitsuite/bunya/koyou_roudou/koyou/shougaishakoyou/06d_00003.html）（https://www.nivr.jeed.or.jp/center/report/support13.html）
厚生労働省（2017）『合理的配慮指針事例集　第三版』（https://www.mhlw.go.jp/tenji/dl/file13-05.pdf）

事例4　パーソナリティ障害

　事例：Fさん（26歳，女性）は入社して4年目の会社員です。新入社員の集合研修後，事務部門に配置されました。配属当初から社交的で目立つ存在でしたが，仕事で行き詰ったり不満なことがあると，感情的になって泣いたり，物に当たるなどの問題行動が見られました。上司は，物腰の柔らかいチューター（30代男性）がFさんを丁寧にフォローする体制を作りました。その後はFさんも落ち着いて業務に取り組めるようになりました。ところが，4年目になり，以前のように情緒不安定な様子が目立ち，問題が起こるようになりました。

　このころ，Fさんが社内の相談室に来談しました。「職場で人間関係が上手くいっていない，チューターの先輩は優しく教えてくれるが，上司や他の同僚は私が分からなくて困っているのに，助けてくれない。私の辛さを分かってほしいのに分かってもらえない。チューター以外は敵のように感じる。恋人と最近別れたことも辛い。助けてほしいのに誰も助けてくれない」と涙を流しながらカウンセラーに訴えました。職場での適応を高める目的で，定期的なカウンセリングを行うことになりました。

　その数カ月後，Fの上司がカウンセラーに相談に来ました。チューターか

らセクハラを受けたとFより人事部に訴えがあり，F本人に事情をきくと，「もともとカウンセリングを受けながらなんとか働いている。チューターから二人で飲みに行こうと何度も誘われた。嫌だったけど，仕事を教えてもらっているから断れなかった」と説明したとのことでした。チューターはFに好意を持って誘っていたようでしたが，チューターは人事部の判断で異動となりました。「Fは仕事をお願いしても責任を持ってやってくれず，注意をすると泣いてしまったり，誰も教えてくれないから辛いと訴える。他のメンバーからは敬遠されているし，どうしたらいいのだろう？」とFの上司は話し，困っている様子がうかがえました。

　カウンセラーは，上司からFに，「上司として君をフォローするために，カウンセリングに一度同席したい」と伝えてもらいました。3者のセッションでは，上司から会社としてFに求めていること，会社としてできることを伝えてもらいました。その後のカウンセリングでは，上司の話を踏まえた「仕事を続けていく上での目標」を設定し，カウンセリングはその目標に沿って進めることに同意を得ました。後日，上司へのアドバイスとして，Fからフォローを求められたときは，気持ち的に少し距離を置きながらフォローするように勧めました。

　解説：パーソナリティ障害は，著しく偏った考え方や行動によって，本人や社会生活（家庭や職場）において問題が生じている状態のことを言います。パーソナリティ障害は，DSMでは代表的なものを10種類，ICD-10では8種類に分けられています。岡田（2004）によれば，パーソナリティ障害に共通する特徴は，「自分に強いこだわりを持っている」「とても傷つきやすい」「対等で信頼しあった人間関係を築くことの障害」です。医療現場でパーソナリティ障害と診断されるケースは，周囲の関係者を巻き込み，派手な問題行動が見られ，社会生活に大きな困難が生じていることが少なくありません。しかし，産業領域で出会うパーソナリティの問題を抱えたケースは，社会生活の中で適応しているように見えることがあります。ですが，仕事やライフイベントの躓きが重なることで，「うつ病」や「適応障害」などのメンタルヘルス不調に陥りがちです。また，周囲を巻き込むため，職場で大きな問題へと発展するリスクが高いという側面もあります。

　会社のカウンセラーとしてパーソナリティ障害が疑われるケースに対応する場合，治療的な対応は適切ではありません。治療に関しては，外部の医療

機関や相談機関にリファーしましょう。一方で，パーソナリティ障害は，周囲が振り回されることが多いため，カウンセラーとして対応することも必要です。今回のケースでは，「仕事を続けていく上での目標」という職場適応を中心にカウンセリングの目標を設定しました。今後，Ｆさんが自分のパーソナリティの部分に踏み込んだ治療を求めれば，社外の機関に繋ぐのがよいでしょう。

　パーソナリティ障害のケースは，関係者が振り回され，その対応に追われることで疲弊していきます。産業保健スタッフとの連携を取りながら，職場のフォローも大切です。関係者のケースへの関りが一定となるように関係者間で対応を共有しておき，職場を積極的にフォローし，関わり方などについて具体的なアドバイスが必要です。

　パーソナリティ障害は，年齢とともに軽快していくことも期待されます。本質的な問題を保留しながら，職場での適応をフォローしていくことで働き続けられることも少なくありません。

　　文　　　　献

岡田尊司（2004）『パーソナリティ障害』PHP 新書

事例5　アルコール依存症

　事例：Ｇさん（50 代，男性）は，製薬会社の研究職です。研究者としては優秀で多くの成果を上げていました。10 年前に妻と離婚，その後は一人暮らしです。もともとお酒が好きで，職場の仲間とよく飲みますが，家でも毎日のように晩酌をしていました。飲みすぎた翌日，会社を休んでしまうこともありました。

　4 〜 5 年前から休みが増え始め，会社でも朝からアルコールの匂いがすると，同僚からの訴えが上がっていました。上司Ｈも軽く注意はしましたが，仕事の成果はそれなりに上がっていたことや，長く一緒に働いていたこともあり，本人を強く叱るよりも，周囲をなだめることが多かったようです。ある時 5 日間無断欠勤が続き，心配した上司が本人の自宅を訪問すると，本人が部屋着姿で出てきました。本人に事情をきくと，「お腹の調子が悪くて休ん

でいた」「明日からは出勤する」と説明したようです。翌日から1カ月ほど
は，毎日出勤しましたが，再び休みが増え始め，上司Hから産業保健スタッ
フに相談がありました。産業医が本人に話をきくと，胃腸の調子が悪いとい
う説明と毎日大量の飲酒をしている状況が明らかとなりました。アルコール
の専門病院への受診を勧められ，1カ月の入院と自宅療養と合わせて2カ月
の休職後に職場復帰となりました。復帰にあたっては，本人から，「もうアル
コールは飲まない」という決意が語られ，その後は安定した出勤が続きまし
た。

　しかし，1年ほど前から勤怠の乱れが再燃し，産業医から相談室が紹介さ
れました。カウンセラーが本人に話をきくと，「アルコールは飲んでいない
が，お腹の調子が悪くて，来られないことがある」と説明します。しかし，
健康診断の結果から，肝臓の検査値が非常に悪い状態であることが判明しま
した。産業医の面談が設定されましたが，そこでも本人は飲酒に関しては否
定しました。人事労務担当者にも面談に同席してもらい，「現在のような勤怠
が不安定な状態が続いては，会社としても雇用の継続が難しくなる」と伝え
ると，アルコール専門病院の受診は中断しており，再飲酒に関しても認めま
した。産業医から再入院に関して強く勧められましたが，再入院に関しては
本人が強く拒否。主治医も「現段階で，強引に入院させるのは難しい」とい
う意見でした。

　本人・上司・人事・産業保健スタッフとの合同面談で，断酒の約束，理由
が不明瞭な2日以上の休みがあったら再入院，飲酒の状況に関して，週に1
回，カウンセラーか保健師が，短時間の面談で直接確認するという約束を決
め，継続的にフォローし，安定した勤務状況が続いています。

　解説:2013年に厚生労働省研究班（樋口進代表）がまとめた調査から，ア
ルコール依存症の患者は推計で109万人とされています。「飲むのも仕事の
うち」と言われるように,産業現場では飲酒に関して寛容な風土があります。
しかし，アルコールによる身体や精神への悪影響，労働者のアブセンティー
ズムやプレゼンティーズム（第2章参照）への影響，精神疾患とアルコール
依存症の併存により自殺リスクの高まりなど，職場の安全衛生にとって飲酒
対策は重要な課題です。

　アルコール依存症の診断ガイドラインがICD-10に規定されていますが，
簡便型として，「アルコール離脱症状*を経験したことがあるか」「連続飲酒

を経験したことがあるか」という2項目のいずれかを満たす場合には，医療機関へ繋げることを勧められています。アルコール依存症のスクリーニングのためのツール（新KAST，AUDITなど）も活用しましょう。

　本ケースにおいては，もともと飲酒への親和性が高いケースが，家族を失ったことをきっかけにアルコール依存症の状態になっていきました。アルコールの問題が出現し始めたタイミングでは，上司Hのイネイブリング＊＊が問題の発覚を遅らせています。本人だけでなく関係者にもアルコール依存症に関しての心理教育をすることが大切です。アルコール依存症の「否認」の特性から，医療的なケアを受けるまで時間がかかることが少なくありません。勤怠の乱れ・職場での問題行動・健康診断の結果などを切り口にアプローチしていきましょう。

　アルコール依存症は本人の意志で止めることは難しく，医療的ケアが必須です。一定期間の入院は最初にアルコールを抜くためには非常に有効な手段です。また，アルコールをやめ続けるためには，継続的な受診だけでなく，AA（アルコホーリクス・アノニマス）などの自助グループの利用が効果的です。本ケースにおいても，AAを勧めましたが，上手く繋がらなかったため，代わりに産業保健スタッフが定期的に会うことで飲酒行動の抑制を図っています。

　文　献

廣尚典（2011）アルコールと労働．In：簡易版アルコール白書．日本アルコール関連問題学会，pp.18-19.
樋口進（2011）『アルコール依存症から抜け出す本（健康ライブラリーイラスト版）』講談社

＊アルコール離脱症状：飲んだ状態が普通となり，アルコールが切れると手の震え・動悸・発汗・不眠・意識障害といったさまざまな症状が出る。
＊＊イネイブリング：周囲の人は良かれと思ってやっているが，結果的にアルコール依存症患者が飲酒できる状況を整えてしまう行為。

事例6　ハラスメント

　事例：営業のJさんは，第二子が誕生して，これからもっと仕事を頑張ろうと張り切っていました。しかし，出産後に妻がうつ状態となり家事も育児もできなくなってしまいました。やむを得ず，育児休業の取得を上司に申請しましたが，上司のK課長から「育児休業というのは女性が対象者だから男性はダメだ」と却下されました。人事部や組合に相談して育児休業は取得できることになりましたが，K課長はとても不満そうでした。

　復職の際，営業の仕事は任せられないとK課長に言われ営業アシスタントの仕事に回されました。営業の仕事にやりがいを感じていたJさんはがっかりしたものの，家庭との両立がしやすいアシスタント業務は悪くないかもしれないと考えるようにして仕事に取り組みました。

　新型コロナウイルスの流行により，営業アシスタントはテレワークになりました。K課長は，テレワークになると家事や育児を優先して仕事をさぼるのではないか，と言いJさんに一日中パソコンのカメラを付けて仕事ぶりを見せるように要求しました。信じてもらえないことがショックでしたが，真面目に仕事に取り組む姿を見せれば課長も信頼してくれると思って，その状況も我慢しました。ある日のオンライン会議の場で，いつものように部下カツを入れるK課長の声が怖かったのか，Jさんの子どもが泣き出してしまいました。気分を害したK課長は「子どものしつけがなっていない。育児休業をとってまで子どもに関わっていたのに，親としても会社員としても失格だ！」と皆の前でJさんを叱責しました。この出来事以来，Jさんはパソコンを見ると上司が監視しているような気持ちがして不安になり，電源を入れようとすると手が震えてめまいや吐き気がするようになりました。妻からは，K課長の行為はハラスメントではないかと言われましたが，ハラスメント相談窓口のL課長はK課長と親しいこともあり，窓口に相談したら自分の立場が悪くなるような気がしてできません。でもこのままではダメになってしまうと思ったJさんはカウンセラーに相談しました。

　解説：ハラスメントの相談では，なぜ，いま，ここ（カウンセラー）に相談してきたのか，ということがとりわけ重要になります。相談内容がハラスメントに関することだからといってすぐにハラスメントやコンプライアンス

窓口へ紹介するのではなく，まずは相談者の話を聴きましょう。
①社内にハラスメント相談窓口はあるか

　無い場合：カウンセラーがヒアリングをすることになります。被害者ヒアリングの方法については，第4章第Ⅲ節を参照してください。

　ある場合：なぜ相談窓口ではなく，カウンセラーのところに相談に来たかを確認しましょう。このような場合は，問題への具体的な対応というよりはただ話を聴いてもらいたい場合や，傷ついた気持ちを誰かにわかってほしかったということが多いです。また，相談担当者に不信感や不満を持っていることもあるので，窓口を紹介する前にしっかりと話を聴きましょう。
②ハラスメントに対する会社の方針や問題対応の体制の整備状況と社風

　ハラスメント問題の対処については，会社の方針や社内の基準によって対応にばらつきが見られます。問題対応の体制づくりはハラスメント事案が発生する前に実施しておくことが望ましいのですが，先に問題が発生してしまった場合は早急に対応することが求められます。

　この場合，組織へのコンサルテーションが必要になります。ハラスメント問題による社員への影響，企業・組織のリスクなどを情報提供し，体制づくりのアドバイスなどを行います。
③ハラスメント防止研修は実施されているか

　ハラスメントの理解や認識については，時代や文化の影響を大きく受けます。昔はこんなこと普通だった，俺が若いころはこうやって指導されたものだ，など認識のズレがハラスメントの原因になっていることもあります。また，転職者などは以前の会社では問題とされなかったような言動が新しい会社では罰則に値することを知らなかったというケースもあります。ハラスメントに対する新しい情報を伝え，会社の方針や対応について周知するためにもハラスメント防止研修は継続的に実施していく必要があります。

事例7　職場復帰の困難事例

　事例：Mさん（47歳，男性）は公務員，技術職の係長で勤続25年のベテランです。業務にも精通し，真面目な職員なのですが，数年おきに休職・復職が繰り返されています。Mさんの診断名は「うつ病」で，抗うつ剤，抗不

安剤,睡眠導入剤を服用しています。Mさんの上司である課長からの依頼で,通算3度目の職場復帰支援を行うことになりました。

　面談でMさんからは次のような話がありました。「もう3回目の休職で仕事を続ける自信がない。復職してしばらくは調子が良いが,数年するとまた調子が崩れてしまう。大学生の長女と高校生の長男がおり,子どもが社会人になるまでは何とか仕事を続けたい」という思いが聞かれました。なかなか安定した勤務ができない辛さに傾聴しつつも,生活のために早く復帰したいというMさんをなだめ,すぐに復職せず,まずは生活リズムを安定させることをアドバイスしました。

　職場からはこれ以上休職・復職を繰り返させるわけにはいかない。パフォーマンスは期待していないので,なんとか出勤が続けられるようになってほしいということでした。

　その後,数回の面談を重ねる中で,これまでの職場復帰でも復職の意欲を優先し,状態が安定しないまま復帰を進めてしまっていたことがわかりました。また気分に波があり,落ち込む時期だけでなく,調子がとても良いと感じられる時期もあることがわかりました。Mさんは病状について主治医にあまり詳しく報告していなかったそうです。このため,主治医に気分に波があることを伝え,服薬の調整を相談するように助言しました。そして,新たに双極II型障害の診断が出て,気分安定剤が追加されることになりました。

　また,生活リズムを安定させるためにリワーク施設に通うように勧めました。自宅近くに主治医を変えなくても参加できるリワーク施設が見つかったため,そこに3カ月通所し,生活リズムが安定したことから,勤務軽減を2カ月行い,復職を果たしました。

　解説：対応するケースの中には復職をしてもなかなか定着できず,またすぐ休職してしまったり,休職と復職を繰り返したりするケースがあります。こうした困難事例にどう対応したらいいでしょうか。なかなか復職が難しい理由には,以下のようなものが考えられます。

・クライエントの病状が十分回復していない状態で復職してしまう。
・クライエントは適切な治療が受けられていない。
・クライエントが復職する職場の受け入れ環境が整備されていない。

　上の事例では「病状が十分回復していない状態で復職してしまう」ことと「適切な治療が受けられていない」ことが重なっていたと考えられます。

　まず,「病状が十分回復している状態」とはどんな状態なのかを考えてみましょう。職場復帰を進める際,しっかり睡眠がとれ,生活リズムが安定していることは必須条件です。その上で勤務に適切な時間に起きられること,朝起きてから活動的になれることが必要です。休職が長引くと早く戻りたいという焦りが生まれ,こうした条件が満たされてなくても見切り発車で復職したいと申し出る場合があります。本人の状態をきちんと見立て,本当に復職しても差し支えない状態なのかを見極め,クライエントに改善点を助言します。この状況を整えるのに有効なのが生活リズム表（フォーマットはダウンロード資料にあります）です。起床・就寝時間や日中の活動,食事の状況を記録し,客観的に今の状態を把握することができます。毎日の睡眠,気分,疲労を数値化することも有用です。この記録をもとにクライエントに生活上のアドバイスを行い,復職に必要な状態への改善を促します。

　図1は休み始めてしばらく経った4月中旬と復職の準備をそろそろ始めようという4カ月後の8月上旬の記録表を比較しています。右の図の8月上旬には睡眠（図の網掛けの部分）が安定し,気分,疲労,外出を含めた活動性が上がっているのがわかります。

　次に,この事例で「適切な治療が受けられていない」とはどういうことなのでしょうか。面談の中で「気分に波があり,落ち込む時期だけでなく,調子がとても良いと感じられる時期もある」という話がありました。これは軽躁症状の可能性が考えられます。事例ではクライエントに受診時に症状を詳しく説明することを勧め,気分に波が見られることを主治医が認めたため,「双極Ⅱ型障害」の診断となりました。そして,気分安定剤が処方されました。双極Ⅱ型障害では抑うつエピソードがその多くを占め,軽躁病エピソードの出現は非常に短くて,なかなか正確に診断することが難しいと言われています。クライエントとの面談の中で病状を正確にきき出し,適切な治療に対するアドバイスを行うこともカウンセラーの重要な役割と言えるでしょう。

　生活リズムを自分だけで整えるのはなかなか難しく,特に何度も休職・復職を繰り返していると,さらにハードルが上がってきます。こうした場合,リワーク施設に通うのが一つの選択肢となります。生活リズム表に一日の行動を記録しながら,リワークへ通い続けることで安定した生活リズムが身に

	4/10(月)	4/11(火)	4/12(水)		8/14(月)	8/15(火)	8/16(水)
6							
7					食事	食事	食事
8							
9	食事	食事			外出	散歩	散歩
10		テレビ	食事		外出	読書	
11							
12	外	食事			食事		食事
13	食事		食事			食事	図
14			図			図	書
15			書			書	館
16		テレビ	館		買い物	館	
17			テレビ				
18	食事　出	食事			食事	食事	食事
19		入浴	食事		テレビ	テレビ	
20			入浴			入浴	入浴
21	入浴				入浴	読書	読書
22							
23							
24							
1							
2							
3							
4							
5							
睡眠	△	○	△		○	○	○
気分	○	△	△		○	○	△
疲労	×	△	×		△	○	○
備考	久し振りに友人と外出	今日は一日外出せず	一週間振りに図書館へ		職場近くへ通勤訓練		

図1　Mさんの生活リズム表

着いていきます。また，リワーク施設での集団認知行動療法（GCBT）やアサーショントレーニングなど各種のプログラムに参加することで，認知の修正をしたり，コミュニケーションスキルや作業遂行能力を高めたりすることができます。リワークについては，第5章「従業員の職場復帰支援」のコラムにも解説されていますので，ご参照ください。リワークは日本うつ病リワーク協会の認定施設や独立行政法人高齢・障害・求職者雇用支援機構の都道府県の地域障害者職業センター，東京都中部総合精神保健福祉センターなどで行っています。

文　献
吉野聡・松崎一葉（2009）『職場のメンタルヘルスの正しい知識』日本法令
日本うつ病リワーク協会（2018）『リワーク施設一覧』（http://utsu-rework.org/list/）

事例8　異動して復職し，成功した事例（適応障害）

事例：Nさん（35歳，男性）は長年食品会社の研究部門に勤める研究員でしたが，会社の方針で研究部門を縮小することが決まり，営業部に配置転換されることになりました。

Nさんはこれまで全く営業を経験したことがなく，慣れない職場で戸惑いの連続の日々でした。職場の雰囲気も体育系でNさんには馴染めないもので，だんだんふさぎこむようになりました。真面目な性格で，なんとか新しい仕事に慣れたい，自分の目標を達成したいという思いはありましたが，もともと人と話すのが苦手なNさんにとって，営業の仕事は大きな苦痛でした。「どうやったら売れるようになるのか」ばかり考え，やがて帰宅しても仕事のことが頭から離れなくなりました。眠りにつこうとしても仕事のことを思い出し，眠れなくなりました。睡眠時間が短くなり，当然朝起きるのが辛くなりました。出勤しても顔色が悪く，元気のないNさんに課長が心配して声をかけ，相談室への来談となりました。

開口一番「仕事がつらい」というNさん。眠れないし，食事も満足に摂れない状態が数カ月ほど続いているそうです。以前の研究部門にいた時はこんな状態になったことがないと言います。もともと習慣的にあまり朝食を摂らなかった上に，一人暮らしのNさんはきちんと食事を摂らず，知らず知らずのうちに食欲もなくなっていったそうです。カウンセラーに受診を勧められ，自宅付近の心療内科を受診しました。診断は「適応障害」で，抗うつ剤，抗不安剤，睡眠導入剤が処方され，自宅で2カ月の療養をすることになりました。課長も仕事のことは気にせず，ゆっくり休むように声をかけてくれました。

それから1カ月半後，課長とともに相談室に現れたNさんの表情は以前より明るく，元気そうに見えました。「朝も通勤の時間に起きられ，以前と同じように生活できるようになったので，復職したい」ということでした。主治

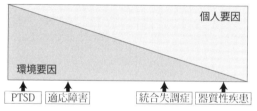

図2　精神疾患における環境要因と個人要因の占める割合（イメージ）

医からは「復職は可能だが，部署を異動して復職させることが望ましい」という話がありました。あまり前例がないことでしたが，適応障害という診断を考慮し，課長の計らいで，ちょうど欠員が出た元の研究部門に戻してもらえることになりました。

　それから数カ月して面談に現れたNさんは「今は以前のように仕事ができるようになった」と，喜んで今の仕事ぶりを語ってくれました。

　解説：メンタルヘルス不調には，個人要因と環境要因が複雑に関連しています（図2）。認知症やアルコール性疾患などの器質性疾患や，統合失調症に代表される精神疾患は個人要因が大きく影響しています。一方，PTSDや適応障害では，環境要因が大きく影響しています。環境要因の大きい適応障害は，不適応を起こした環境や刺激から離れることで，症状の改善が期待できるのです。この事例のようにストレスの原因となった職場や職務を離れ，まず休養することが必要になります。そして，回復し，復職する場合にもストレスの原因となった部署から可能な限り離れることで再発を防ぐことが期待できます。

　しかし，一方でメンタルヘルス不調から復職する際には，第5章で解説したように原職復帰という原則があります。これは部署を異動して復職すると，仕事内容だけでなく，職場環境や人間関係に変化を伴い，新しい環境に慣れるまで，さらなるストレスがかかり，再び不調に陥る可能性があるからです。

　適応障害の場合，前述のように現在置かれている環境からのストレス要因が大きく，部署を変えることでストレス要因を軽減できる可能性があります。本人の希望だけで異動が叶う企業・組織はほとんどないでしょうし，たとえ異動できたとしても，新たな職務や人間関係がストレスとなる可能性があり，最善策であるとは限りません。しかし，職場そのものが不調を引き起こした要因と考えられる場合など，状況に応じて異動を検討する余地があります。

上記の事例ではNさんが運良く元の部署に戻ることができ，体調が回復したと思われます。本人が強く希望し，「異動の配慮を要す」という診断書が出たとしても，特に未経験の部署に異動して復職する場合は，慎重に検討する必要があるでしょう。

文　献
原田誠一（2011）『適応障害』日本評論社

事例9　キャリアの問題が背景となった事例

事例：Oさん（24歳，女性）は美術大学在学中に数々のコンテストに入賞するなど，優秀な成績を修め，大学を卒業しました。卒業後は念願叶ってグラフィック・デザイナーとして第一志望の大手広告代理店に就職しました。Oさんの夢は，将来世界的に有名なデザイナーになることでした。

　締め切りが近くなれば徹夜が重なるような勤務の日々でしたが，夢を実現したいという一心で，寝る間を惜しんで仕事に励みました。残業が続いても，朝は誰よりも早く出勤し，上司や先輩の厳しい指導にも耐え，ようやく自分が主担当で仕事を始めるようになった2年目のことです。それまで明るい性格で，時折同僚と談笑していたOさんが，同僚と言葉を交わさなくなりました。職場の飲み会にも顔を出さず，食事も一人で簡単なものを自席で摂るようになりました。心配した上司から「契約しているEAPの会社のカウンセリング・ルームなら，気兼ねなく相談できるだろう」と紹介され，来談となりました。Oさんは，カウンセラーに以下のように語りました。

　「夢を持って希望の会社に就職し，1年目は無我夢中に仕事をこなしてきた。でも，最近は仕事をしていても空しさを感じるようになってきた」。そして，次のようにも語りました。「自分のアイデアを形にするのは楽しいが，物足りなさを感じる」「デザイナーとは聞こえがいいが，結局は企業の商品を売る手伝いをしているに過ぎないのではないか」「今の仕事をこれ以上続ける気になれない」と今の仕事に対する不満を訴えました。しかし，多少気分の落ち込みはあるものの，睡眠，食欲など体調の大きな変化は特にないとのことでした。

　数回相談を重ねる中で，カウンセラーがOさんの内的キャリアを探ってみると，「社会貢献」に関わる内的キャリアを強く持っていることがわかりました。Oさんにそれを確認すると，「本当はもっと人のためになる仕事をしたい」とのことでした。そこで，カウンセラーは「まずは今の仕事を続けながら，休日を利用してボランティア活動をしてはどうでしょう」と提案しました。

　1カ月後に再度来談したOさん。休日，近所の知的障害者の施設でボランティアを始めて，とても楽しい，来年から福祉系の専門学校への進学を考えていると笑顔で語ってくれました。

　解説：この事例は，キャリア発達における問題，リアリティ・ショックやキャリアのミスマッチが関係しています。クライエントはデザイナーという仕事に対する理想と現実のギャップに苦しんでいました。クライエントは大学で優秀な成績を修めて，希望通りデザイナーの道を進んだわけですが，外的キャリアを優先して職業を選択したために，内的キャリアとの葛藤による問題を抱えていました。このことから，クライエントはキャリアの転機を迎えた状況であったと考えられます。こうした状況で，カウンセラーはクライエントの内的キャリアを探り，それをどう生かして職業選択をしたらいいのか，今後のキャリア・パスをどう設計するかなどをクライエントとともに考え，支援を行います。

　カウンセラーがキャリア発達理論に関する知識やキャリアカウンセリングのスキルを身に着けることで，クライエントのメンタルヘルス不調を未然に防いだり，メンタルヘルス不調を改善したりすることができます。キャリア発達理論については，第7章で解説していますので，参照してください。

　　文　　　献
エドガー・H・シャイン（2003）『キャリア・アンカー』白桃書房
宮城まりこ（2002）『キャリアカウンセリング』駿河台出版社
渡辺三枝子（2007）『キャリアの心理学―キャリア支援の発達的アプローチ』ナカニシヤ
　　出版

事例 10　自殺のポストベンションの事例

事例：大手製造業の会社の職場内相談室にP課長から部下の社員が自殺したので，対応を相談したいという連絡がありました。このため，P課長との面談を設定することになりました。

　産業医にも加わってもらい，数日後にP課長との面談を実施しました。P課長によると，亡くなったのは男性社員のQさん（36）で，ここ数日，無断欠勤が続いていました。このため，家族に連絡し，課長が家族とQさんのアパートを訪ねると，部屋の中で自殺しているQさんが遺書とともに発見されたそうです。Qさんは最近同僚に仕事で悩んでいることを打ち明けていましたが，それほど深刻に悩んでいる様子は見られませんでした。Qさんは独身で一人暮らしでした。Qさんについて調べてみると，若い頃から糖尿病の治療を受けていたこと，父親も自殺したということがわかりました。

　性格が明るく，職場のムードメーカー的な存在だったQさんの自殺は，職場全体に暗い影を落とし，活気のない職場になってしまいました。

　面談で，課長からは前兆が感じられなかったという思いと同時に，自殺しないようにもっと手を尽くすことができたのではないかと自責の念も吐露されました。カウンセラーはP課長の話に傾聴し，課長の対応を労いました。そして，自殺の事実を隠蔽することは，かえって憶測やデマを生むことになるので，好ましくないこと，そして，課に属する社員に対し，事実を淡々と説明することを勧めました。同時に残された人々の心理や対応について説明会を行うこと，そこでリスクがあると考えられる人には個別に面談を行うことを提案しました。そして，Qさんの葬儀が終わった数日後に説明会を行うことになりました。

　解説：自殺予防は，プリベンション（事前予防），インターベンション（介入），ポストベンション（事後対応）の３つに分類されます。自殺後に，自殺した人の関係者に対して，その心理的影響を可能な限り少なくするための対応がポストベンションです。自殺は周囲の人間に深刻な影響を与え，特に信頼を集めていた人は職場全体の士気を落としてしまうことも考えられます。ポストベンションは主にグループ単位で行います。そこでは主として心理教育を行い，近しい人の自殺を経験した場合に起こり得る反応や症状を説明したり，その対応方法を解説したりします。説明会が行えない場合は，これを

解説したパンフレットを配布することもできます。説明会やパンフレットには次のような内容を盛り込むと良いでしょう。

> 　親しい人が亡くなった場合，さまざまな心の反応を引き起こす可能性があります。その反応は数週間で消えることもありますし，長期間に渡る場合もあります。以下のような反応や症状があったら，一人で抱え込まず，気軽に相談してください。また，身の回りで同じような症状を抱えている人に気づいたら，相談するように助言してあげてください。
>
> 　起こり得る反応や症状
> ・ 不眠，食欲低下，動悸，息切れ，易疲労感，身体の不調感
> ・ 不安，抑うつ，意欲低下，集中力低下，自責感，死への囚われ，怒り，
> 　悲しみ，過敏，優柔不断
> ・ 記念日反応：年単位で時間が経過しても，亡くなった人の命日や思い
> 　出深い日が近づくと亡くなった直後のような反応や変化が起きるこ
> 　ともあります。

　お互いの感情を表現し合うデブリーフィングのような行為は，専門的な知識が必要であり，最近の研究ではその効果が疑問視されています。したがって，デブリーフィングを行うことについては慎重に考えた方がよいでしょう。心配な状況があった場合，すぐに相談できることを伝えておく程度に留めておく方が無難です。

　ここで示したポストベンションは，あくまでファーストエイド的なものです。個別の相談でハイリスク者が見つかった場合には，医療機関につなぐようにしましょう。事例のように自殺する人がはっきりとした前兆を示すとは限りません。また，慢性的な身体疾患や家族に自殺者がいる場合はリスクが高くなると考えられています。自殺予防については第2章第II節「個人の見立てと相談対応」を，惨事ケア全般については第4章第IV節を参照してください。

　　　文　　　献
高橋祥友・福間詳（2004）『自殺のポストベンション―遺された人々への心のケア』医学書院

ダウンロード資料のご紹介

　本書に掲載している以下のデータは，小社のホームページから無料でダウンロードができます。ライセンスフリーですので，そのままご使用いただくことも，改良を加えてご使用いただくことも可能です。

①アセスメントシート
（第2章）

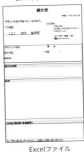

Excelファイル

②紹介状のひな型
（第2章）

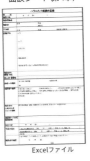

Excelファイル

③ハラスメント被害者
面談シート（第4章）

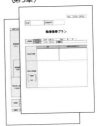

Excelファイル

④職場復帰プランひな型
（第5章）

Wordファイル

⑤生活リズム表
（第5章）

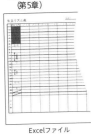

Excelファイル

⑥キャリア支援ツール
（コラム7）

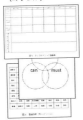

PPTファイル

⑦ラインケア研修資料（第6章）　※一部抜粋

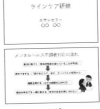

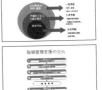

PPTファイル
【研修資料の量】
スライド枚数35枚

【研修資料の構成】
ストレスモデル・メンタルヘルス指針・公的データ・不調のサイン・上司の対応のポイント・復職支援　など

⑧セルフケア研修資料（第6章）　※一部抜粋

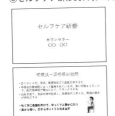

PPTファイル

【研修資料の構成】
データ関係・ストレス・ストレス対処・コミュニケーション・睡眠・呼吸法　など

【研修資料の量】
スライド枚数27枚

⑨研修アンケート例

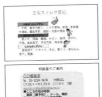

ダウンロード資料のご利用方法

　本書に掲載している以下のデータは，小社のホームページから無料でダウンロードができます。ライセンスフリーですので，そのままご使用いただくことも，改良を加えてご使用いただくことも可能です。

　提供されるデータの内容
　①アセスメントシート .xlsx（2章）
　②紹介状のひな型 .xlsx（2章）
　③ハラスメント被害者面談シート .xlsx（4章）
　④職場復帰プランひな型 .docx（5章）
　⑤生活リズム表 .xlsx（5章）
　⑥キャリア支援ツール .pptx（コラム7）
　⑦ラインケア研修資料（例）.pptx（6章）
　⑧セルフケア研修資料（例）.pptx（6章）
　⑨研修アンケート例 .docx

　このダウンロードができるのは，本書の購入者に限ります。購入者以外の利用はご遠慮ください。また，本データの利用には，マイクロソフト社製 PowerPoint®, Excel®, Word® が必要になります。うまく開かない場合は，お使いの上記アプリケーションソフトのバージョンが古いことが原因と考えられますので，バージョンアップをしてください。
　このデータは，購入者の臨床支援のために作られたものです。読者の臨床や支援とは関係のない第三者への本データの販売，譲渡，ウェブサイトや SNS などで不特定多数の方がアクセスできるようにすることなどは禁止します。

　本データのダウンロードの仕方
　1）小社の販売サイト「遠見書房の書店」https://tomishobo.stores.jp/ にアクセスをしてください。
　2）左上の検索ボタン（虫眼鏡のような形をしたアイコン）を押して，「購入者用ダウンロード資料」を検索してください。URL は，
　　　https://tomishobo.stores.jp/items/6100d1600d4f3a13143c1f07

です。
（もしくは下の二次元バーコードをお使いください）

3）「0円」であることを確認して，「カート」に入れて，手続きを進めて
　ください。ご入力いただくお名前などは，何でも構いませんが，メール
　アドレスは後日の連絡用に必要になることもありますので正しいものを
　お使いください。

4）手順に沿ってダウンロードができたら，ファイルをクリックします。
　パスワードを要求される場合は，MISforW54l;（エム・アイ・エス・エ
　フ・オー・アール・ダブリュー・ご・よん・エル・セミコロン）を入力
　してください

5）ファイルサイズは 5 MB ほどです。

6）うまく行かない場合は，弊社　tomi@tomishobo.com までご連絡を
　ください。

著者紹介

三浦由美子（みうら・ゆみこ）

千葉大学大学院自然科学研究科博士後期課程単位取得退学。公認心理師，臨床心理士，シニア産業カウンセラー，キャリアコンサルタント，国際 EAP コンサルタント。（株）イトーキ人事部にて人材開発や労務の仕事を経験後，大学院に進学して臨床心理士となる。その後，モトローラ（株）にて内部 EAP コンサルタントとして勤務後，外部 EAP の（株）イープに入社。スーパーバイザーや記録のオーディットなどの EAP の品質管理の仕事や効果測定等，EAP の品質管理の仕事に携わったのち，MIURA マネージメントサポートオフィスを設立。管理職や人事・産業保健スタッフに対して，困難事例への対応アドバイジングを中心に，調査や研修など EAP 業務全般を行っている。

磯崎富士雄（いそざき・ふじお）

立正大学大学院心理学研究科修士課程臨床心理学専攻修了。公認心理師，臨床心理士，キャリアコンサルタント。大学卒業後，日本語教師，鍼灸指圧師を経て，40 代で大学院に入学し，臨床心理士となる。資格取得後，病院（精神科リハビリテーション）での勤務の後，2010 年より現職である東京都職員共済組合，精神保健相談員となり，都職員に対する心理相談，復職支援，マネジメントコンサルテーション，メンタルヘルス研修の講師などに従事している。2019 年より（株）太陽油脂の非常勤カウンセラーを兼務。

斎藤壮士（さいとう・そうし）

桜美林大学大学院国際学研究科人間科学専攻臨床心理学専修了。公認心理師，臨床心理士，社会保険労務士。精神科病院（デイケアや相談業務に従事），東京都内の小学校でのスクールカウンセラーを経験の後，2010 年より富士通株式会社健康推進本部メンタルヘルス支援室カウンセラーとして勤務している。相談室では，従業員に対するカウンセリング，復職支援，マネジメントコンサルテーション，メンタルヘルス研修の講師を行っている。

三浦由美子→執筆担当：はじめに，第 3 章，第 4 章，コラム「人事・管理職相談における守秘義務と情報開示」「スーパービジョン」「リワーク」，事例

磯崎富士雄→執筆担当：第 1 章，第 6 章，第 7 章，コラム「キャリア発達支援に使えるツール」，事例

斎藤壮士→執筆担当：第 2 章，第 5 章，コラム「産業領域における法律」「ストレスチェック制度」「休職中の生活を支える制度と労働災害」，事例

産業・組織カウンセリング実践の手引き　改訂版
基礎から応用への全8章

2018 年 2 月 15 日　第 1 版　第 1 刷
2021 年 9 月 15 日　第 2 版　第 1 刷

著　者　三浦由美子・磯崎富士雄・斎藤壮士
発行人　山内俊介
発行所　遠見書房

〒 181-0002 東京都三鷹市牟礼 6-24-12
三鷹ナショナルコート 004
株式会社　遠見書房
TEL 0422-26-6711　FAX 050-3488-3894
tomi@tomishobo.com　http://tomishobo.com
遠見書房の書店　https://tomishobo.stores.jp

ISBN978-4-86616-131-0　C3011